AF269564

códigos
de sabiduría

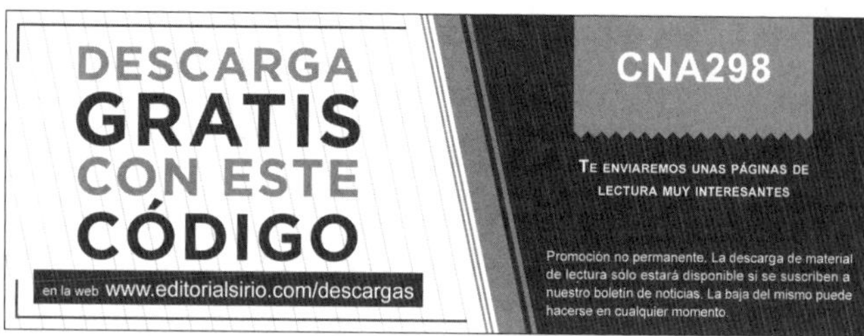

2ª edición: diciembre 2021

Título original: WISDOM CODES
Traducido del inglés por Francesc Prims Terradas
Diseño de portada: Editorial Sirio, S.A.
Maquetación de interior: Toñi F. Castellón

©   de la edición original
     2020 de Gregg Braden

     Publicado inicialmente en inglés en 2020 por Hay House, Inc USA

     Para oír la radio de Hay House conectar con www.hayhouseradio.com

©   de la presente edición
     EDITORIAL SIRIO, S.A.
     C/ Rosa de los Vientos, 64
     Pol. Ind. El Viso
     29006-Málaga
     España

www.editorialsirio.com
sirio@editorialsirio.com

I.S.B.N.: 978-84-18531-17-0
Depósito Legal: MA-211-2021

Impreso en Imagraf Impresores, S. A.
c/ Nabucco, 14 D - Pol. Alameda
29006 - Málaga

Impreso en España

Puedes seguirnos en Facebook, Twitter, YouTube e Instagram.

El papel utilizado para la impresión de este libro está **libre de cloro** elemental (ECF) y su procedencia está certificada por una entidad independiente, no gubernamental, que promueve la sostenibilidad de los bosques.

GREGG BRADEN

autor *bestseller* de **La matriz divina** y **Humanos por diseño**

códigos *de* sabiduría

Palabras antiguas

para reprogramar

el cerebro y

sanar el corazón

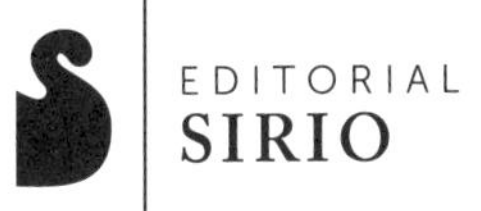

EDITORIAL SIRIO

ÍNDICE

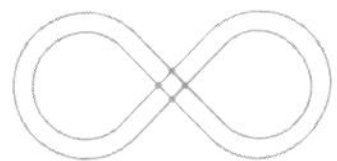

Prefacio 11

Introducción 15

Cómo utilizar los códigos de sabiduría 25

Las palabras son los códigos 31

PRIMERA PARTE - PROTECCIÓN 37

Código de sabiduría núm. 1 41

Código de sabiduría núm. 2 51

Código de sabiduría núm. 3 59

Código de sabiduría núm. 4 73

SEGUNDA PARTE - MIEDO 81

Código de sabiduría núm. 5 91

Código de sabiduría núm. 6 97

Código de sabiduría núm. 7 103

Código de sabiduría núm. 8 111

TERCERA PARTE - PÉRDIDA 119

Código de sabiduría núm. 9 129

Código de sabiduría núm. 10 135

Código de sabiduría núm. 11 143

CUARTA PARTE - FUERZA 149

Código de sabiduría núm. 12 157

Código de sabiduría núm. 13 171
Código de sabiduría núm. 14 179

QUINTA PARTE - AMOR.. 189
Código de sabiduría núm. 15 197

SEXTA PARTE - CÓDIGOS DE PODER 207
Código de poder núm. 1 209
Código de poder núm. 2 221

SÉPTIMA PARTE - LAS PARÁBOLAS 231
Parábola núm. 1 237
Parábola núm. 2 251

Agradecimientos... 259
Notas 265
Recursos 279
Sobre el autor... 281

Una sola palabra tiene el poder de influir en la expresión de los genes que regulan el estrés físico y emocional.

Andrew Newberg, neurocientífico, y Mark Robert Waldman[1]

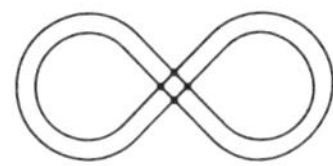

No sé de nada en el mundo que tenga tanto poder como una palabra.

Emily Dickinson, poetisa[2]

PREFACIO

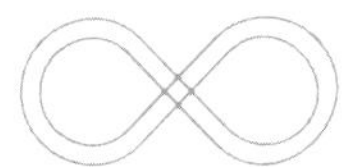

Utilizar la palabra para consolarnos en tiempos de necesidad es un hábito casi universal. Desde la oración de la bendición utilizada por los navajos del desierto del suroeste de Estados Unidos (*diné*, en su lengua) para honrar el orden natural cuando los tiempos son caóticos hasta la bendición sacerdotal del Antiguo Testamento descubierta en dos pequeños pergaminos plateados que datan de hace casi tres mil años, la historia del mundo está llena de ejemplos de palabras que nos han calmado, consolado y protegido. Como individuos y colectivamente, de manera formal e informal, en voz alta y en voz baja, a través de los tiempos, los humanos hemos empleado palabras especiales para ayudarnos a lidiar con los momentos difíciles de la vida.

Si pensamos en nuestras creaciones como la expresión de ideas que moran en nuestro interior, nos damos cuenta de que nuestro arte, cine, música y obras escritas son más que meros entretenimientos. La relación existente entre nuestro mundo interior y nuestro mundo exterior nos lleva a ver nuestra inspiración como conciencia que se informa a sí misma, recordándonos nuestras posibilidades y nuestro potencial pendientes de explotar. Desde esta perspectiva, las tradiciones espirituales del pasado y las palabras que las preservan son ejemplos vivos que revelan una comunicación intemporal.

Al escribir *Los códigos de sabiduría*, imaginé un conjunto de palabras fiables a las que hemos recurrido históricamente en tiempos de necesidad, resumidas en un manual moderno, fácil de leer y de consultar. Este conjunto de oraciones, mantras, cantos e himnos muy respetados está concebido para aportarnos consuelo, protección y sanación cuando la vida nos trae peligros, dolores, pérdidas indescriptibles y falta de autoconfianza. En esos momentos, incluso el apoyo más bienintencionado de familiares y amigos no suele llegar al oscuro vacío de nuestro abismo emocional. En esas circunstancias, solo podemos recurrir a nosotros mismos. Y, en última instancia, eso es todo lo que necesitamos. Cuando entendí esta simple verdad, vi que tenía mucho sentido que sigamos teniendo el poder de reprogramar nuestro cerebro a voluntad, y que a partir de ahí podamos elegir —es decir, autorregular— nuestra forma de responder a los desafíos extremos de la vida.

Al aplicar conscientemente los códigos verbales del pasado a los retos que tenemos delante, nos beneficiamos de la sabiduría de los antiguos sabios, sanadores, místicos y profetas. Entonces dejamos de ser víctimas. Dejamos de estar definidos por nuestras circunstancias y nos convertimos en dueños de nuestro destino.

Este es el poder que tienen los *códigos de sabiduría*. En su presencia, cambiamos. Cuando pronunciamos las palabras, ya sea en voz alta o en silencio para nuestros adentros, algo cambia en nuestro interior. El poder de las palabras, la química y las neuronas convergen maravillosamente. Asociamos las palabras de los códigos con el significado que les damos a dichas palabras. Esta asociación conduce a nuestras células cerebrales (nuestras neuronas) a conectarse de una manera precisa que hace que nuestra biología se armonice con la energía de nuestras emociones. Desde el punto de vista químico, ya no somos la misma persona que éramos solo unos momentos o unas horas antes. Es esta diferencia lo que abre la puerta a que pensemos, sintamos y actuemos de maneras nuevas en relación con nuestras pérdidas, nuestros miedos y las traiciones de las que somos objeto.

Aunque los cambios que experimentemos puedan ser sutiles e incluso puedan pasarles desapercibidos a aquellos con quienes compartimos nuestra vida, son precisamente estos cambios los que nos aportan la sabiduría, la confianza y la fortaleza que nos permiten despertar un poder más profundo en nuestro interior.

INTRODUCCIÓN

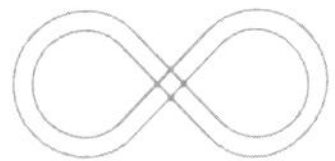

Pensamos con palabras.

Hablamos con palabras.

En el silencio de nuestra mente, escuchamos los mensajes verbales de nuestros pensamientos subconscientes repitiéndose a un ritmo vertiginoso: entre sesenta mil y ochenta mil veces al día, según las estimaciones científicas. Actualmente, nuevos datos permiten inferir que el poder de nuestras palabras va mucho más allá de lo que estas estadísticas han revelado en el pasado. Estudios recientes confirman una teoría que se propuso por primera vez a principios del siglo XX: la hipótesis de que las palabras que usamos cotidianamente influyen de forma directa en la manera en que nuestro cerebro se «programa» a sí mismo en lo relativo a cómo pensamos e incluso en cuanto a lo que somos capaces de pensar.

EL DESCUBRIMIENTO

El descubrimiento de la relación existente entre las palabras y el cerebro no es el resultado de una investigación bien coordinada llevada a cabo en un laboratorio ultramoderno cuya finalidad fuese buscar este vínculo de resonancias místicas. Fue el producto de un logro inesperado que surgió de un nombramiento docente no planificado que tuvo lugar entre 1937 y 1938. Fue entonces cuando el lingüista estadounidense Benjamin Lee Whorf fue designado como profesor sustituto de una asignatura de posgrado centrada en el análisis lingüístico de los idiomas de los pueblos nativos americanos.[1]

Mientras reemplazaba a un colega que se había tomado un año sabático, Whorf reconoció un matiz previamente ignorado en el idioma hopi norteamericano. Los hablantes de este idioma describen los eventos de la vida cotidiana sin tener en cuenta la experiencia del tiempo. En la lengua hopi se utilizan palabras que describen el momento presente y lo que está sucediendo en el ahora; no dispone de palabras para describir directamente el pasado o el futuro.

Fue este uso del lenguaje, capaz de modificar el paradigma prevaleciente, lo que llevó a Whorf a descubrir que nuestras palabras influyen en la forma en que se conectan nuestras neuronas, un descubrimiento que hizo añicos las creencias científicas de su época y que hoy en día sigue siendo controvertido y también elogiado.

«DECIR EL MOMENTO»

La experiencia indígena de ver un rayo en el cielo ilustra perfectamente el descubrimiento de Whorf. Cuando los hopis se refieren a un rayo, su lenguaje lo describe como una acción que está ocurriendo y no como algo que existe. Es decir, no emplean un sustantivo, sino algo más próximo a un verbo. Dicen el equivalente de «está "rayeando"»,[*] lo cual indica que el rayo se encuentra en un *estado de ser* en lugar de observarlo como un objeto natural.

Del mismo modo, en el ámbito del océano, en lugar de referirse a *la ola* o *una ola*, empleando un sustantivo para aludir a una sola, los hopis ven la ola como parte de un sistema integral que está presente, vivo y aconteciendo en el momento. Su forma de pensar se refleja en el lenguaje que describe la experiencia, y dicen «la ola está ondulando».

LAS PALABRAS DE UN UNIVERSO VIVO

Whorf creía que estas estructuras lingüísticas eran las responsables de la manera armoniosa en que los hopis piensan de sí mismos, estructuran su vida y conciben su relación con el cosmos. Al observar el conjunto de la creación, por ejemplo, ven un universo viviente en el que todo está conectado, surgido hace mucho tiempo de un estado de armonía primordial. Dentro de este sistema caracterizado por la unidad, los hopis ven la cooperación entre las personas y dentro de la naturaleza como expresiones cotidianas de una armonía universal que se extiende por todo el cosmos.

Esta forma de pensar favorable a la vida está en marcado contraste con la perspectiva científica convencional que describe el universo como un sistema «muerto» que surgió de una serie de eventos cósmicos aleatorios e increíblemente afortunados hace mucho tiempo. Desde esta cosmovisión basada en los acontecimientos biológicos oportunos, la ciencia convencional

---

[*] El verbo *rayear* no existe en castellano; hemos tenido que inventarlo para transmitir la idea sin utilizar el sustantivo. (N. del T.)

atribuye nuestro origen y la continuación de nuestra existencia al éxito de la competición y a lo que el naturalista del siglo XIX Charles Darwin llamó la *supervivencia del más fuerte*, una premisa que la mejor ciencia del siglo XXI está desmintiendo. Nuevos descubrimientos en el campo de la biología, así como en otros ámbitos de las ciencias de la vida, están revelando que la regla fundamental de la naturaleza es la cooperación, y no la competición.[2]

LAS PALABRAS PUEDEN CAMBIAR TU CEREBRO

Las implicaciones de la relación que hay entre las palabras y la vida son profundas. Parece que el lenguaje que usamos (es decir, las palabras que elegimos para describirnos a nosotros mismos y compartir nuestros pensamientos, sentimientos, emociones y creencias) conforma el marco que determina la unidad o separación que experimentamos cuando pensamos en los problemas de la vida diaria y los resolvemos.

La relación existente entre las palabras y el cerebro, que ya ha sido demostrada, ha dado lugar a una pregunta de un calado aún mayor: ¿es posible que al elegir unas determinadas palabras para abordar los desafíos presentes en nuestra vida podamos reprogramar nuestro cerebro con el fin de descubrir nuevas formas de resolver nuestros problemas? Es decir, ¿puede la elección consciente de palabras y patrones de palabras ayudarnos a pensar y sentir de manera diferente en tiempos de crisis, traumas, pérdida y necesidad? La respuesta corta es *sí*. La respuesta larga es la materia del resto de este libro. Como veremos en las páginas que siguen, nuestros antepasados sostuvieron esta creencia precisamente. Y más allá de limitarse a reconocer que existe un vínculo tan potente entre las palabras y la biología, aplicaron su comprensión en forma de códigos verbales en sus momentos de necesidad.

En el reciente libro *Words Can Change Your Brain* [Las palabras pueden cambiar tu cerebro], el médico Andrew Newberg y Mark Waldman se hacen eco de las ideas de Whorf y nos explican con precisión qué conexión existe entre las palabras y el cerebro. Describen claramente esta relación, y declaran: «Una sola palabra tiene el poder de influir en la expresión de los genes que regulan el estrés físico y emocional».[3]

Además, Newberg y Waldman revelan que entre nuestras palabras y nuestro cuerpo hay una relación que va *más allá* del ámbito de nuestros genes y tiene un impacto en la percepción que tenemos de la realidad. El fenómeno comienza en el tálamo, una pequeña glándula ubicada cerca del centro del cerebro que transmite información sensorial a las áreas de este órgano que interpretan las señales y las utilizan para crear las percepciones que tenemos del mundo. Escriben: «Con el tiempo, la estructura de tu tálamo también cambiará en respuesta a tus palabras, pensamientos y sentimientos conscientes, y creemos que los cambios que se producen en el tálamo afectan a la forma en que percibes la realidad».[4]

Los descubrimientos que han comunicado se han sumado a un conjunto de datos cada vez mayor que revela el poder que tienen las palabras y cómo podemos usarlas para ayudarnos en los momentos difíciles.

LOS CÓDIGOS DE SABIDURÍA

Los descubrimientos de Whorf en el siglo xx y las recientes revelaciones científicas en los campos de la neurociencia y la biología nos están contando la misma historia. Apuntan a la misma relación. Nuestras palabras influyen en la química de nuestro cuerpo, en las neuronas de nuestro cerebro y en la forma en que nuestras neuronas se conectan y se «disparan» para determinar lo siguiente:

- *Cómo* pensamos acerca de nosotros mismos y cómo resolvemos nuestros problemas.
- *Lo que* somos capaces de pensar.

Estas comprensiones otorgan un nuevo significado a los cantos, los himnos, las oraciones y los mantras utilizados en las tradiciones del pasado. Durante miles de años, se han transmitido palabras y frases rituales precisas de padre a hijo, de madre a hija, de chamán a chamán y de sanador a sanador. Desde la época de los primeros escritos, estos son los mensajes que se conservaron para las generaciones futuras en los textos sagrados y los glifos misteriosos que han resistido el paso del tiempo. Hoy encontramos el legado de los esfuerzos de nuestros antepasados en algunos de los lugares más remotos, aislados y ocultos de la Tierra: monasterios, templos y tumbas que permanecen como depositarios silenciosos de una sabiduría eterna. También encontramos este legado verbal registrado en la literatura sagrada de las tradiciones espirituales más respetadas del mundo.

Nuestros antepasados conservaron sus secretos para sus contemporáneos, así como para quienes vivirían en un futuro que solo podían imaginar: nosotros. Percibieron que las generaciones futuras necesitarían los mismos anclajes emocionales y la misma fuerza psicológica para superar las guerras, los episodios climáticos extremos y el caos social que esos hombres y mujeres habían vivido, y que sospechaban que regresarían. Desde los antiguos Vedas sánscritos, cuyo origen se sitúa más de siete mil años atrás, hasta el Mahabharata, las enseñanzas de Buda, los textos «perdidos» de la Biblia judeocristiana y los misterios sagrados de las tradiciones indígenas, el poder de los códigos de sabiduría está disponible para nosotros actualmente si entendemos lo que significan y cómo aplicarlos a nuestras circunstancias.

CÓMO UTILIZAR ESTE LIBRO

Por muchas y muy variadas que puedan parecer las pruebas de la vida a primera vista, una mirada más cercana a los retos a los que nos enfrentamos revela que existe una relación sutil entre nuestra experiencia y nuestras percepciones, y es la siguiente: lo que solemos percibir como problemas separados son, en realidad, distintas expresiones del mismo problema subyacente. Por ejemplo, aunque normalmente pensamos que la ira, los celos y la crítica son problemas separados que deben tratarse uno por uno, todos ellos apuntan al mismo tema central: *el miedo no resuelto*. Al curar (resolver) nuestro miedo subyacente, acabamos con la necesidad de seguridad y con las razones por las que pueden estar apareciendo en nuestra vida diversas expresiones del mismo miedo.

Nuestros antepasados entendían estas relaciones. También comprendían el poder del *efecto cascada* en las relaciones, por el que muchas emociones son sanadas a través de la resolución de un miedo central único. Y compartieron lo que descubrieron como la sabiduría profunda codificada en las palabras sagradas que han sobrevivido al paso del tiempo.

Con estas ideas en mente, he seleccionado un conjunto fundamental de códigos de sabiduría que abordan los problemas que afrontamos con mayor frecuencia en la vida. Estos códigos intemporales están concebidos para brindarnos la mayor fuerza y la curación más profunda de la manera más rápida posible.

Cada una de las primeras cinco partes de este libro está dedicada a uno de los temas centrales que nos generan más dificultades en la vida: la protección, el miedo, la pérdida, la fuerza y el amor. Les siguen dos partes más, que abordan temas que nos empoderan cuando los comprendemos y nos ponemos manos a la obra: la sexta parte presenta los *códigos de poder* «quiero» y «yo soy», y la séptima muestra dos parábolas para recordarnos dos verdades sanadoras relativas a nosotros mismos.

Para que te sea fácil orientarte, he organizado cada sección según esta estructura:

- El **código de sabiduría**, el **código de poder** o la **parábola** en sí: una cita directa extraída de un texto, una escritura o una enseñanza muy respetada de nuestro pasado.
- El **uso** del código de sabiduría: el tipo de experiencia que es oportuno abordar con ese código.
- La **fuente** del código de sabiduría, con la referencia a un lugar al que puedes acudir para leerlo directamente o para descubrir un contexto más amplio que te sea útil.

- El **examen** del código de sabiduría: su contexto, su significado y cómo podemos aplicarlo en nuestra vida.

Si bien este libro puede leerse de principio a fin como un relato continuo, también está concebido como un manual, es decir, como una recopilación de sabiduría que podamos tener a mano para remitirnos a ella con rapidez y dotarnos, así, de fortaleza emocional.

A través de las antiguas palabras de personas que han tenido en su vida el mismo tipo de experiencias de pérdida, miedo, dificultad para tomar decisiones y dolor profundo que tú afrontas actualmente, estás vinculado a esos antepasados por el hilo común de la experiencia humana intemporal. En esos momentos, los siglos que separan esos tiempos y la época actual se disuelven, y la maestría del pasado puede convertirse en tu maestría en el presente. Gracias por explorar los códigos de sabiduría en las páginas que siguen.

Gregg Braden
Santa Fe, Nuevo México

CÓMO UTILIZAR LOS CÓDIGOS DE SABIDURÍA

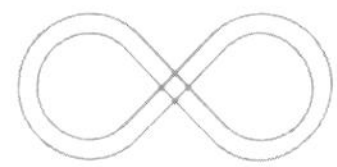

En los momentos de necesidad, te invito a abrir *Los códigos de sabiduría*, ir al índice y explorar una sección que te llame o refleje la naturaleza de la dificultad que estés afrontando.

Los pasos que siguen describen una secuencia, cuya eficacia ha sido avalada por el tiempo, para que apliques los códigos de sabiduría y los códigos de poder en tu vida, de la misma manera que les fueron útiles a nuestros ancestros en el pasado.

Paso 1. Familiarízate con el código de sabiduría que has elegido leyendo su fuente y el contexto en el que se utilizó en el pasado. Este primer paso es importante, pues crea una apertura que invita a que las palabras del pasado te sean útiles en el presente. Por ejemplo, saber que las mismas palabras que protegieron a Moisés hace tres mil años durante el peligroso viaje que realizó para recibir los diez mandamientos en el monte Sinaí están disponibles actualmente nos da una razón para creer que la protección que él obtuvo en su día está disponible para nosotros también.

Paso 2. Cambia tu enfoque con la *técnica de la coherencia rápida.* Los sencillos pasos consistentes en cambiar el enfoque y la respiración que se describen en el recuadro de la página siguiente despiertan una red de células especializadas del corazón conocidas como *neuritas sensoriales*, que activan una secuencia de señales hormonales y eléctricas en el cuerpo e inducen una apertura emocional que nos permite adoptar un nuevo punto de vista.

El acto de centrar la conciencia en el corazón es efectivo porque mientras que el cerebro normalmente ve el mundo lleno de polaridades (izquierda/derecha, bueno/malo, éxito/fracaso, etc.), el corazón no lo hace. Cuando usamos los códigos verbales desde la perspectiva unificada de la inteligencia del corazón, nos proporcionamos objetividad y una forma más saludable de ver nuestra dificultad.

Muchos de los descubrimientos revolucionarios con respecto al corazón humano han sido realizados por científicos del HeartMath Institute, una pionera organización centrada en las investigaciones dedicadas a comprender todo el potencial que alberga este órgano. Si entendemos las condiciones de concentración y respiración que inducen armonía en el cuerpo (un estado conocido como *coherencia psicofísica*), podemos crear dichas condiciones para aprovechar al máximo el potencial de los códigos verbales en nuestra vida. La técnica que nos permite obtener esta armonía se denomina apropiadamente *técnica de la coherencia rápida*, porque ha sido depurada hasta convertirla en dos pasos simples.[*]

---

[*] La técnica de la coherencia rápida fue desarrollada por el HeartMath Institute, fundado en 1991. Se basa en tres décadas de investigaciones importantes y revolucionarias en el campo de la neurobiología que

Individualmente, estos pasos envían señales al cuerpo que alivian el estrés y elevan al máximo el potencial de sanación. Combinados, constituyen una técnica que induce una armonía en todo el cuerpo que es la que solemos experimentar en la vida cuando nos sentimos seguros y gozamos de una sensación de bienestar.

La técnica de la coherencia rápida

Empieza por pasar a enfocarte en el corazón y respira. Deja de estar centrado en tu mente, pasa a centrarte en la zona de tu corazón y comienza a respirar un poco más despacio de lo normal, como si tu respiración viniera de tu corazón. Al desacelerar la respiración estás enviando la señal, a tu cuerpo en general y a tu corazón en particular, de que te encuentras en un lugar seguro y no pasa nada por que dirijas la atención hacia dentro.

Este paso puede ser, en sí mismo, una técnica potente que puedes aplicar cuando te sientas abrumado por los sucesos del día o cuando quieras estar más conectado contigo mismo. También sienta las bases para el segundo paso, que se expone a continuación.

Seguidamente, activa un sentimiento positivo. Desde el centro de tu corazón, efectúa un intento sincero de

han llevado a nuevos descubrimientos sobre la presencia de neuronas en el corazón, sobre la coherencia entre el corazón y el cerebro y sobre la relación que hay entre el corazón humano y los campos magnéticos del planeta Tierra.

experimentar un sentimiento regenerador, como gratitud, aprecio o cariño por alguien o algo presente en tu vida. La clave de este paso es que, primero, suscites el sentimiento lo mejor que puedas, y después te abandones a dicho sentimiento: acógelo totalmente y permite que irradie desde tu corazón para que llene tu cuerpo e impregne todo tu ser. Los pasos siguientes, muy simples, crearán las condiciones en tu cuerpo que te permitirán sacar el máximo partido a la armonía y la coherencia generadas entre tu corazón y tu cerebro.

(Adaptado con permiso del HeartMath Institute)

Paso 3. Vuelve a leer el código de sabiduría. Desde la perspectiva de la conexión entre el corazón y el cerebro que has creado en el paso 2, vuelve a leer el código de sabiduría que has elegido, en silencio o en voz alta. Sin juzgar la gramática antigua –que a veces es extraña–, la estructura de las oraciones o las diferencias en la traducción, permite que la sabiduría y la intención del mensaje permeen todo tu ser en el momento presente. Lo mejor que puedas, siente la intención como si estuvieras diciendo el código, la oración, el himno o el mantra directamente desde tu corazón. En las tradiciones antiguas, como las de los monjes tibetanos, los códigos de sabiduría suelen pronunciarse en el momento de expulsar el aire inhalado.

Sigue diciendo o respirando las palabras del código de sabiduría durante tres minutos por lo menos. Los científicos han descubierto que este es el tiempo mínimo que necesita el cuerpo para consolidar sus respuestas a los cambios emocionales que está creando la persona a través de los códigos verbales.

Paso 4. Observa cómo se siente tu cuerpo. Tu cuerpo responderá rápidamente a los cambios que estás creando en tu conciencia y en tu respiración. Si bien estos cambios pueden ser sutiles al principio, se volverán más evidentes a medida que vayas sintonizando más con las sensaciones.

- Presta atención a tus sensaciones físicas: ¿te sientes ansioso o tranquilo? ¿Estás nervioso o relajado?
- Presta atención a tus emociones: ¿tienes miedo o te sientes seguro? ¿Sientes que no tienes el control o que sí lo tienes?

No hay experiencias correctas o incorrectas. Lo fundamental es que percibas la diferencia entre cómo estabas cuando empezaste con el proceso y cómo estás ahora.

Puedes repetir este proceso varias veces al día; incluso puede ser lo primero que hagas para empezar la jornada y lo último que hagas antes de acostarte por la noche. Como ocurre con cualquier otra habilidad, cuanto más practiques la creación de coherencia entre tu corazón y tu cerebro, más fácil te será hacerlo. Cuanto más fácil te resulte, más natural será para ti la experiencia, y cada vez podrás mantener la conexión entre el corazón y el cerebro durante períodos de tiempo más largos.

Si bien los estudios científicos describen la coherencia y por qué actúa como lo hace, nuestros antepasados no necesitaron conocer los aspectos científicos para beneficiarse de la armonía que la coherencia les aportaba a su vida. Descubrieron que las técnicas consistentes en regular la respiración y enfocarse en el corazón en los momentos de necesidad les proporcionaban la ventaja que necesitaban para sobrevivir a las situaciones extremas que se les presentaban. Si estás interesado en conocer los detalles científicos de la coherencia entre el corazón y el cerebro, cómo se descubrió dicha coherencia y sus aplicaciones, consulta los capítulos uno y dos de mi libro *Resiliencia desde el corazón* (ver el apartado «Recursos», en la página 279).[1]

LAS PALABRAS SON LOS CÓDIGOS

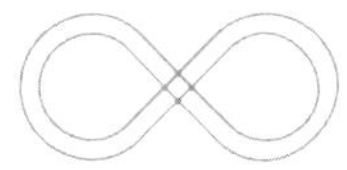

*Las palabras pueden encender fuegos en la mente
de los hombres. Las palabras pueden arrancar
lágrimas de los corazones más duros.*

Patrick Rothfuss, escritor[1]

Se ha dicho que la mejor manera de ocultar algo de valor es mantenerlo a la vista. Los antiguos textos de las pirámides descubiertos en el complejo de templos de Saqqara, en Egipto, constituyen un bello ejemplo de este principio. El enorme laberinto de cámaras guarda un secreto que ha permanecido claramente visible durante más de cuatro mil años para todos quienes han tenido acceso al complejo subterráneo. Los pasajes excavados bajo la pirámide de Unas, faraón de la quinta dinastía de Egipto, están cubiertos, desde el suelo hasta el techo, de jeroglíficos que revelan un mensaje sorprendente.

UN MAPA HACIA EL OTRO MUNDO

Inscritas, grabadas y talladas en las paredes están las instrucciones relativas a cómo el alma humana viaja, en la muerte, desde el cuerpo físico hasta el otro mundo. Pero estas inscripciones, notablemente bien conservadas, ofrecen más que un manual sobre la forma de realizar el viaje. Más allá de la alquimia del tránsito en sí, los textos reconocen innumerables emociones, como la preocupación, la duda, la ansiedad y el miedo, que aparecen, inevitablemente, asociadas a este viaje.

Después de una vida humana típica marcada por las relaciones complejas e íntimas, las elecciones difíciles y los grandes retos en cuanto a la supervivencia, en el momento de la muerte el alma cuestiona, de forma natural, las decisiones que ha tomado en el transcurso de esa vida. Y es esta evaluación de su vida personal lo que puede generarle dudas al alma en cuanto a si es digna de pasar al otro mundo.

En ausencia de alguien físicamente presente que ofreciese consuelo y tranquilidad al alma en tránsito del faraón Unas, los antiguos escribas que pusieron esos mensajes en las paredes recurrieron a un principio sustituto que debió de ser bien conocido por los iniciados de todas las sectas religiosas de Egipto del momento. La clave para apoyar al alma en su viaje tras la muerte era desencadenar un cambio de pensamiento importante *antes* del momento del óbito. Este cambio debía poner en marcha el proceso físico que asegurase que el alma tuviese éxito en su viaje a la otra vida.

El éxito de esta iniciación previa a la muerte dependía de que los textos de las cámaras funerarias fuesen idénticos a los textos con los que el alma –la del faraón Unas en este caso– se hubiese familiarizado antes de fallecer. Esto significa que en el momento de su muerte el faraón ya estaba pensando en su viaje a la otra vida. Ya estaba preparado emocionalmente para acoger el cambio energético que debía permitirle afrontar el tránsito. Su cerebro ya había sido programado para apoyar la nueva experiencia. Los jeroglíficos de las paredes del templo eran el catalizador de un cambio de pensamiento que el faraón Unas ya había aceptado. La cuestión relevante es que los jeroglíficos (palabras pictóricas) eran los códigos que desencadenaban los cambios.

UN SECRETO EN EL HIMALAYA

En la meseta tibetana, cada día es verano e invierno: es verano bajo la intensidad del sol que incide directamente a esa gran altitud, e invierno cuando el sol desaparece tras los escarpados picos de la cordillera. Había invitado a otras cuarenta personas a que se unieran a mí en un viaje que nos llevó hasta ahí, al otro lado del mundo, a uno de los lugares de conocimiento más remotos, aislados, magníficos y sagrados que quedan hoy en día: un antiguo monasterio tibetano.

Durante catorce días habíamos aclimatado el cuerpo a altitudes superiores a los cuatro mil ochocientos metros sobre el nivel del mar. Habíamos cruzado un río helado en barcazas de madera tallada a mano y habíamos viajado a bordo de un viejo autobús chino durante horas, en las que nuestros ojos se habían estado encontrando por encima de las máscaras quirúrgicas que nos protegían de la nube de polvo que flotaba a través de las tablas que constituían el suelo del vehículo.

Agarrándonos a los asientos que teníamos alrededor, e incluso entre nosotros, nos habíamos sujetado en medio de unas sacudidas tremendas mientras cruzábamos puentes casi arrasados y un desierto desprovisto de caminos para llegar a ese lugar. Pero la belleza del destino compensó todos los baches y todo el polvo. Si fuese fácil acceder a esos monasterios, miles de personas habrían viajado a ellos en el transcurso de los siglos, y con toda probabilidad la sabiduría preservada en esos santuarios intemporales se habría perdido barrida por el «progreso». Ese día me encontré sentado con mi grupo en el frío suelo de piedra de una capilla carente de ventanas, esperando nuestra primera reunión con el anciano de mayor rango de ese antiguo templo.

LAS PALABRAS SON LOS CÓDIGOS

Enfoqué mi atención directamente en los ojos de ese hombre bello y de aspecto eterno, envuelto en una túnica granate, que estaba sentado frente a mí en la postura de loto. Era el abad del monasterio. A través de nuestro traductor, le había hecho la misma pregunta que les había hecho a todos los monjes y monjas a quienes habíamos conocido en el curso de nuestra peregrinación:

—Cuando vemos vuestras oraciones, ¿qué estáis *haciendo* en vuestro cuerpo? Cuando os vemos entonar y cantar mantras durante un período de catorce a dieciséis horas al día, ¿qué está sucediendo en vuestro interior?

Mientras el traductor estaba comunicando la respuesta del abad, una sensación potente recorrió mi cuerpo y supe que esa era la razón por la que habíamos venido a ese lugar.

—Nunca habéis visto nuestras oraciones, porque una oración no se puede ver —respondió. Y ajustando las pesadas túnicas de lana debajo de sus pies, continuó—: Lo que habéis visto es lo que hacemos para generar el sentimiento en nuestro cuerpo. ¡El sentimiento es la oración, y las palabras crean el sentimiento!

La claridad de la respuesta del abad reflejaba los descubrimientos que habían sido publicados en revistas científicas recientes. Me estaba diciendo que las *palabras* de los cantos antiguos son catalizadores que suscitan los sentimientos que cambian el cuerpo de quien los ofrece. Las palabras son los códigos.

Su mensaje se hacía eco de ciertas ideas registradas en las antiguas escrituras de las tradiciones gnóstica y cristiana de Occidente hacía unos dos mil años.

En las primeras traducciones del Evangelio de Juan (capítulo 16, versículo 24), por ejemplo, se nos da la instrucción de que potenciemos nuestras oraciones a través de las palabras que nos invitan a estar envueltos por el sentimiento de que nuestra oración ya ha sido respondida: «Pide sin intenciones ocultas y que tu respuesta te rodee. Que aquello que deseas te envuelva para que tu alegría sea plena».[2]

Aquí vemos que son las *palabras* lo que enciende la emoción que refuerza nuestras oraciones como la cascada de sucesos que siguen. Cuando nos permitimos acoger totalmente lo que significan las palabras que decimos en los niveles de conciencia más profundos posibles, estas desencadenan las respuestas neurológicas y biológicas que reflejan la intención de los códigos.

El poder potencial que tiene catalizar esta reacción en cadena biológica lo identifica claramente el escriba Tomás en el evangelio perdido que lleva su nombre. Establece que si hacemos esto podríamos decirle a una montaña «montaña, aléjate», y se alejaría.[3]

Si esta sabiduría era tan potente en la Antigüedad y funcionó sistemáticamente durante un vasto período de tiempo en el pasado, ¡aún debería resultarnos útil a nosotros hoy en día! Usando un lenguaje casi idéntico, el abad tibetano y el evangelio gnóstico describían el mismo principio.

Durante más de cinco mil años, nuestras tradiciones espirituales más antiguas y apreciadas han reconocido la relación existente entre las palabras que usamos y la forma en que funciona nuestro cerebro. Esas personas se basaban en determinados patrones de palabras que recitaban (como oraciones, mantras, himnos y cantos) para obtener inspiración, seguridad, alivio y sanación cuando se enfrentaban a las dificultades inevitables de la vida cotidiana. Si bien los antiguos indígenas no eran científicos según los parámetros actuales, entendían muy bien el efecto de las palabras.

Aunque los tiempos han cambiado, no somos tan diferentes de nuestros antepasados en cuanto a la forma que tenemos de responder cuando nos llegan las pruebas de la vida. Aún nos vemos muy afectados por la pérdida de nuestros seres queridos. Aún pedimos protección cuando tenemos miedo. Aún buscamos orientación cuando debemos tomar decisiones difíciles. Y, como nuestros antepasados, aún podemos beneficiarnos de los códigos de sabiduría que ellos descubrieron en su día.

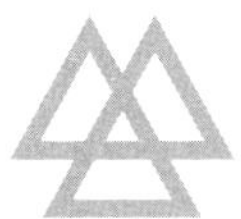

Protección

No sé si lo que temo es el estado del mundo.
Más bien creo que lo que temo es el estado de mi
actitud en relación con el estado del mundo.

Craig D. Lounsbrough, terapeuta y *coach* de vida[1]

Como toda la humanidad comparte ciertos miedos, todos tenemos la sensación, a veces, de que necesitamos disponer de refugio y protección. En ocasiones sentimos la necesidad de protegernos de fuerzas que pueden verse, como cuando nos enfrentamos a una amenaza física evidente. Si nos estamos protegiendo de un compañero de trabajo enojado, por ejemplo, tomamos las medidas necesarias para evitar o disolver ese enojo que se proyecta hacia nosotros. Este es el tipo de protección que es más fácil identificar, justificar y aplicar.

Pero a veces sentimos la necesidad de protegernos de fuerzas que no son tan obvias, porque no podemos verlas. Las fuerzas invisibles pueden ser más difíciles de abordar. Nuestros antepasados lo hicieron mediante el uso de códigos de sabiduría que cambian la perspectiva de la persona y, a la vez, su química corporal, para brindarle protección cuando siente la necesidad de obtenerla. Los siguientes códigos destinados a ofrecer protección han sido extraídos de oraciones ancestrales de las tradiciones cristiana, budista y védica.

Código de sabiduría núm. 1

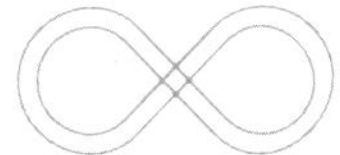

El salmo 91

1.er CÓDIGO DE SABIDURÍA: El que mora en el lugar secreto del Altísimo permanecerá bajo la sombra del Todopoderoso. Diré del Señor: «Él es mi refugio y mi fortaleza: mi Dios; en él confiaré».

USO: Protección. Este código fue creado por el profeta Moisés cuando subió al monte Sinaí para que lo protegiese de fuerzas desconocidas durante su ascenso. Se ha convertido en un recurso de protección habitual cuyo uso abarca desde las dificultades de la vida cotidiana hasta la seguridad de ejércitos enteros que se están preparando para la batalla.

FUENTE: Traducido de la versión King James de la Biblia [Biblia del rey Jacobo]; Salmos, capítulo 91, versículos 1-2.[1]

Entre los treinta y nueve libros del Antiguo Testamento de la Biblia cristiana protestante, el libro de los Salmos es único. Los dieciocho libros que preceden al de los Salmos, y los veinte que le siguen, contienen principalmente información, instrucciones y mandamientos que Dios dirige a la gente de la Tierra. El libro de los Salmos es totalmente diferente en este aspecto, pues el enfoque es justamente el contrario.

En lugar de preservar revelaciones recibidas de Dios, los 2.461 versículos que componen el libro de los Salmos son himnos —es decir, cantos de respeto y adoración— concebidos para ser ofrecidos a Dios. En otras palabras: los salmos son oraciones confeccionadas en previsión de situaciones que van desde las dificultades generales de la vida diaria hasta los tiempos de necesidad que pueden padecer familias y comunidades.

El salmo 91, también conocido como la *oración de Moisés*, la *oración de la protección* y la *oración del soldado*, constituye uno de los ejemplos más importantes de lo que estoy indicando.

Nota: Debido a diferencias en cuanto a la traducción y a la forma en que se numeran los salmos, el salmo 91 de la Biblia del rey Jacobo era el salmo 90 en la antigua versión griega de la Biblia, llamada Septuaginta, que precede a la del rey Jacobo en unos mil setecientos años.

EL SALMO 91

El antiguo Zohar hebreo, el texto fundamental de la cábala mística, narra cómo el salmo 91 protegió al profeta Moisés la segunda vez que subió a la cima del monte Sinaí, que fue la ocasión en que recibió los diez mandamientos. El Zohar explica cómo Moisés se vio rodeado, durante su ascenso, por una misteriosa nube formada por una sustancia de origen desconocido. La nube se volvió tan espesa que Moisés no podía ver lo que tenía delante, y también dejaron de verlo quienes lo habían estado observando desde debajo de la nube. Moisés no supo qué estaba sucediendo, qué significaba la nube o qué debía esperar. No supo si alguna vez volvería a reunirse con su familia, sus amigos y sus seguidores.

Fue en esos momentos de miedo e incertidumbre cuando Moisés compuso y recitó el salmo 91, para protegerse. Por razones que atribuyó al poder de esta oración, de hecho, obtuvo protección. Continuó subiendo hasta llegar a la cima del monte Sinaí, donde recibió las tablillas de piedra que llevaban grabadas las instrucciones que han constituido la ley principal para los seguidores de las religiones judía y cristiana durante más de tres mil años.

Aunque la oración original de Moisés estaba compuesta por dieciséis versículos, a menudo se presentan solo los dos primeros, para facilitar su uso, sobre todo cuando no hay tiempo que perder:

El que mora en el lugar secreto del Altísimo permanecerá bajo la sombra del Todopoderoso.

Diré del Señor: «Él es mi refugio y mi fortaleza: mi Dios; en él confiaré».

Un examen más detallado de esta oración revela que la protección que proporciona proviene de las capas profundas de significado que alberga, que pueden conocer quienes entienden el código.

LOS NOMBRES EN CLAVE DE DIOS

Se han dedicado libros enteros a revelar el misterio de la oración de la protección de Moisés, pero aquí me enfocaré en los nombres en clave de Dios que se encuentran a lo largo de la oración y en la protección que nos brindan.

1.er nombre en clave: ALTÍSIMO

El primer nombre en clave de Dios que aparece en este salmo es *Altísimo*. En el hebreo bíblico, esta denominación se suele traducir del arameo (el idioma original de las Escrituras) como *El Elyon*, que significa 'Dios más alto' o 'Dios el más alto', lo que indica que nada puede ser más grande o más poderoso que la esencia de la fuerza representada por este nombre. Esta aplicación de este nombre en clave se ve al principio del Antiguo Testamento (Génesis, 14: 18-20): «Bendito sea Abram por el Dios Altísimo, creador del cielo y la Tierra. Y bendito sea el Dios Altísimo, que puso a tus enemigos en tu mano».[2]

2.º nombre en clave: TODOPODEROSO

El segundo de los nombres ocultos de Dios es la palabra *Todopoderoso*. Los eruditos del Oriente Próximo suelen traducir esta denominación del arameo como *Shaddai* (que significa 'Todopoderoso') o *El Shaddai* (que significa 'Dios Todopoderoso'). Este es uno de los siete nombres de Dios que sustituyen su nombre real más de seis mil ochocientas veces en la Biblia hebrea. Los otros seis nombres son *Ehyeh*, que significa 'seré'; *Tzevaot*, que significa 'anfitrión'; *Elohim*, que significa 'dioses'; *El*, que significa 'Dios', y *Eloah*, que también significa 'Dios'.

3.ᵉʳ nombre en clave: SEÑOR

El tercer nombre en clave es quizá el más directo, misterioso y poderoso. Es el nombre personal de Dios: *Yahweh*. Tras revelarle a Moisés, en el monte Sinaí, que su identidad era Yo Soy, Moisés le pidió que le aclarara cómo debía dirigirse a él cuando estuviera en su presencia. La respuesta fue la única revelación que ha habido del nombre personal de Dios a la gente de la Tierra. En Éxodo, 6: 2-3, Dios le dijo a Moisés en términos claros: «Yo soy Yahweh [Jehová]».

En los primeros registros de la Biblia hebrea, antes de la escritura de los textos masoréticos autorizados del siglo vi, el nombre personal de Dios se identifica claramente como Yahweh. Sin embargo, debido a que para la tradición judía ortodoxa este nombre es muy sagrado, dicha tradición no permite que se escriba o se diga como una palabra más. Por esta razón, el nombre personal de Dios ha sido reemplazado más seis mil ochocientas veces en la Biblia hebrea por nombres alternativos, como Adonai, Elohim y Lord ('Señor').

4.º nombre en clave: DIOS

El cuarto nombre en clave, *Dios*, es una traducción del hebreo *Elohim*, y es el nombre que más se utiliza para denominar a Dios en el Antiguo Testamento. Si bien la traducción precisa de esta palabra sigue estando envuelta en la incertidumbre y el misterio, suele asociarse con Dios el Creador.

Las primeras pistas sobre la naturaleza de esta palabra misteriosa se encuentran en Génesis, 1: 1. La primera oración de este libro es: «En el principio Dios creó el cielo y la Tierra». En esta referencia, Dios aparece como el Creador, en singular.

Más adelante, sin embargo, se nos ofrece una idea más profunda del poder de esta creación.

En Génesis, 1: 27 se empieza diciendo: «Entonces Dios creó al hombre a *su* propia imagen, a imagen de Dios lo creó a él», lo cual indica que la humanidad es un reflejo de una esencia singular. No obstante, en la segunda parte de la misma oración, la descripción de este acto primordial de creación se expande: «Hombre y mujer *los* creó» (las cursivas son mías). Esta referencia ya no es singular, sino dual. De esta manera, se nos muestra que el poder omniabarcante del Creador es tanto singular como plural.

La oración del soldado

Además de ofrecer una fuente de protección personal desde el momento en que fue conocido, el salmo 91 también lo han utilizado como oración de protección ejércitos enteros en el momento de prepararse para la batalla. Durante la Primera Guerra Mundial, por ejemplo, era habitual que a las unidades militares se les asignara la tarea de memorizar la oración del soldado la noche antes de la batalla. Al hacer esto, la oración de la protección de Moisés pasaba a ocupar el corazón y la mente de los soldados, lo cual los preparaba para el combate cuerpo a cuerpo que estaban a punto de afrontar en algún campo de batalla de Europa.

Como he mencionado con anterioridad, si bien los dos primeros versículos se suelen recitar como una oración de protección breve, también se puede (y se suele) recitar la oración completa. Sigue a continuación la versión íntegra del salmo 91.

El que mora en el lugar secreto del Altísimo permanecerá bajo la sombra del Todopoderoso.

Diré del Señor: «Él es mi refugio y mi fortaleza: mi Dios; en él confiaré».

Sin duda te librará de la trampa del cazador y de la peste destructora.

Te cubrirá con sus plumas, y bajo sus alas confiarás: su verdad será tu escudo y tu adarga.

No temerás el terror nocturno; ni la flecha que vuela de día;

ni la peste que marcha en la oscuridad; ni la destrucción que asola al mediodía.

Mil caerán a tu lado, y diez mil a tu diestra; pero a ti no han de alcanzarte.

Solo con tus ojos mirarás y verás la recompensa de los impíos.

Porque has hecho del Señor, que es mi refugio, el Altísimo, tu habitáculo;

no te sobrevendrá ningún mal, ni ninguna plaga se acercará a tu morada.

Porque él te mandará a sus ángeles para que te protejan en todos tus caminos.

Te llevarán en sus manos para que no golpees tu pie contra una piedra.

Caminarás sobre el león y la víbora; hollarás al cachorro de león y al dragón.

Por cuanto ha puesto su amor en mí, yo lo libraré; lo exaltaré, porque ha conocido mi nombre.

Me llamará y le responderé: estaré con él cuando esté en apuros; lo libraré y lo glorificaré.

Lo satisfaré con una larga vida y le mostraré mi salvación.

CÓMO USAR EL 1.ᴱᴿ CÓDIGO DE SABIDURÍA

Los códigos de sabiduría son potentes cuando se repiten y cuando esto se hace de manera afirmativa; ello contribuye a que el código se imprima en la mente subconsciente. Cuando creamos la armonía entre el corazón y el cerebro, como se describe en el apartado «Cómo utilizar los códigos de sabiduría» (ver la página 25), establecemos una «línea directa» de comunicación con la mente subconsciente.

Desde un espacio de armonía entre el corazón y el cerebro, recita este código versículo por versículo, ya sea en silencio para tus adentros o en voz alta, hasta que experimentes una mayor sensación de confianza en que no estás solo y tengas la certeza de ello. Lo fundamental es decir este código enfocándose en la conciencia, la respiración y el sentimiento de corazón en lugar de pronunciarlo desde la mente.

- *El que mora en el lugar secreto del Altísimo permanecerá bajo la sombra del Todopoderoso.*
- *Diré del Señor: «Él es mi refugio y mi fortaleza: mi Dios; en él confiaré».*

Notas

Notas

Código de sabiduría núm. 2

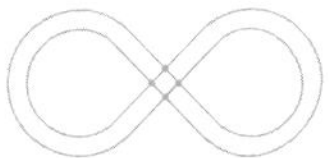

La oración budista de toma de refugio

2.º CÓDIGO DE SABIDURÍA: En Buda, el *dharma* y la *sangha* tomo refugio hasta alcanzar la iluminación.

USO: Protección. Este código aborda la necesidad de protección personal en el ámbito espiritual durante un período específico.

FUENTE: Modalidad abreviada de la tradicional oración de toma de refugio del budismo tibetano. El texto completo se incluye en el análisis que se expone a continuación.[1]

La oración de toma de refugio del ámbito del budismo tiene un origen incierto. Aunque se tiende a pensar que su autor fue el gran yogui Atiśa (Atiśa Dīpamkara Śrījñāna), siguen vigentes la incertidumbre y la controversia en cuanto a si creó la oración personalmente o si fue alguien tan decisivo en la difusión de las enseñanzas que se le atribuye dicha oración. Como gran maestro de las tradiciones budistas, Atiśa organizó y destiló la esencia de las ochenta y cuatro mil enseñanzas de Buda en un solo texto de referencia que sigue utilizándose hoy en día. En su texto clásico *Lámpara para el camino a la iluminación*, Atiśa describe las prácticas que incluyen la oración de la toma de refugio.

El segundo código de sabiduría es conocido por varios nombres: la *oración de la toma de refugio*, la *instrucción sobre el refugio*, la *oración del refugio de Atiśa* y, más habitualmente, la *oración de las tres joyas*. En la tradición tibetana, la oración se llama *kyamdro*; se entiende como una instrucción para refugiarse en los tres elementos fundamentales, o joyas, del budismo: Buda (las enseñanzas del ser iluminado que descubrió el camino), el *dharma* (la verdad eterna de la realidad) y la *sangha* (la comunidad formada por otros budistas, tradicionalmente monjas, monjes y suplicantes). En los párrafos siguientes se describen estos tres elementos.

ANATOMÍA DE LA PROTECCIÓN BUDISTA TIBETANA

Los códigos químicos de la vida humana (nuestras hebras de ADN) se suelen simplificar mediante el uso de cuatro letras del alfabeto –C, T, A, G–, que representan las cuatro proteínas que hacen posible la vida: la citosina, la timina, la adenina y la guanina. Algunas proteínas contienen hasta cientos de aminoácidos subyacentes, y es posible leer, escribir y describir incluso las proteínas más complejas de manera rápida y fácil acudiendo a distintas combinaciones de las cuatro básicas. Con la oración budista de toma de refugio ocurre algo muy similar.

Aunque la oración en sí contiene muchas capas de profundidad y significado, su esencia está representada, en sánscrito, por tres breves enunciados solamente. Y así como las letras C, T, A y G representan un significado más profundo de los códigos de ADN, cada parte del segundo código de sabiduría implica una comprensión más profunda de nosotros mismos y las experiencias de nuestra vida. A continuación se presenta una breve anatomía de esta oración, en la que se explica qué debe entenderse por *refugio* y se exponen cuatro principios subyacentes que nos otorgan diversos grados de refugio en nuestra vida.

¿QUÉ DEBEMOS ENTENDER POR *REFUGIO*?

Los textos budistas tradicionales describen distintos tipos y diversos grados de refugio que podemos buscar en el transcurso de nuestra vida. Con respecto al segundo código de sabiduría, la palabra *refugio* puede significar, inicialmente, protección contra el sufrimiento por medio de recurrir a formas de pensar y vivir que reflejen las enseñanzas de Buda. Este tipo de refugio toma la forma de tres «objetos» o principios: Buda, el *dharma* y la asamblea suprema o *sangha*. A continuación se presenta un breve análisis de cada principio y de lo que significa en nuestra vida.

Primer principio: Refugio en Buda

El primer objeto de refugio es el camino de Buda, o el propio budismo. «Refugiarse en Buda» es comprometerse con un camino de pensamiento consciente y acción reflexiva concebido para conducirnos a un mayor estado de conciencia de nosotros mismos y de nuestra relación con el mundo. Este camino requiere que nos comprometamos a mantener una relación más profunda entre nosotros y la iluminación que Buda nos dice que podemos experimentar en nuestra vida.

Segundo principio: Refugio en el *dharma*

El segundo objeto de refugio es el *dharma*. Dentro del contexto de la oración de protección de Buda, este refugio se encuentra en los escritos (las escrituras budistas) que armonizan las emociones inestables y temerosas de la mente. Quitar nuestra atención de los asuntos caóticos del mundo para ponerla en la armonía que se refleja en la naturaleza y en el cuerpo humano nos libera del miedo y el sufrimiento.

Tercer principio: Refugio en la *sangha*

El tercer objeto de refugio es la *sangha*. Esto hace referencia a pasar tiempo en compañía de *bodhisattvas* (seres que han alcanzado un estado de conciencia avanzado). Se trata de seres compasivos que, aunque ya han logrado un estado de iluminación, eligen permanecer en el ámbito no iluminado de la vida cotidiana terrestre para aliviar el sufrimiento de aquellos que aún no han alcanzado ese mismo estado.

Cuarto principio: Orar por una duración ilimitada

Hay un cuarto principio que completa este código. Es la última parte de la recitación, que especifica cuánto deben durar el refugio y la protección a los que aspira la persona. Este parámetro se anuncia sin ambages: «Hasta alcanzar la iluminación». Este estado de iluminación lo describe claramente la secta *mahayana* del budismo: es el éxito en la realización de la conciencia del *bodhisattva*. Tomada literalmente, la conclusión del segundo código de sabiduría nos dice que el refugio y la protección que estamos pidiendo deben mantenerse hasta que hayamos alcanzado la iluminación y nos hayamos convertido en *bodhisattvas*. El voto que combina estos cuatro principios es la causa del poder del código.

La traducción al español de este código de sabiduría intemporal es la siguiente:

En Buda, el dharma *y la* sangha *tomo refugio hasta alcanzar la iluminación.*

En sánscrito, que es el idioma original en que se formuló el código, cada fragmento del código de sabiduría comienza con la palabra *namo*, que significa 'homenaje' o 'reverencia'. Se expresa así:

Namo Buddhaya;
Namo Dharmaya;
Namo Sanghaya.

CÓMO USAR EL 2.º CÓDIGO DE SABIDURÍA

Los códigos de sabiduría son potentes cuando se repiten y cuando esto se hace de manera afirmativa; ello contribuye a que el código se imprima en la mente subconsciente. Cuando creamos la armonía entre el corazón y el cerebro, como se describe en el apartado «Cómo utilizar los códigos de sabiduría» (ver la página 25), establecemos una «línea directa» de comunicación con la mente subconsciente.

Desde un espacio de armonía entre el corazón y el cerebro, recita la versión de la oración que te atraiga más (la española o la original en sánscrito), ya sea en silencio para tus adentros o en voz alta, fragmento a fragmento, hasta que experimentes una mayor sensación de confianza en que no estás solo y tengas la certeza de ello. Lo fundamental es decir este código enfocándose en la conciencia, la respiración y el sentimiento de corazón en lugar de pronunciarlo desde la mente.

Traducción al español del sánscrito

En Buda, el dharma *y la* sangha *tomo refugio hasta alcanzar la iluminación.*

Palabras originales en sánscrito

Namo Buddhaya;
Namo Dharmaya;
Namo Sanghaya.

Notas

Notas

Código de sabiduría núm. 3

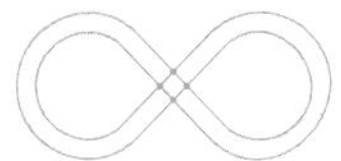

El padrenuestro

3.er CÓDIGO DE SABIDURÍA: Padre nuestro que estás en el cielo, santificado sea tu nombre; venga tu reino; hágase tu voluntad, como en el cielo, también en la Tierra.

USO: Este código aborda la necesidad de protección personal tanto en el ámbito físico como espiritual.

FUENTE: Este fragmento del padrenuestro está traducido del dialecto siríaco original de un antiguo evangelio arameo. Es una versión abreviada e independiente de la oración original, más larga, que aparece en Mateo, capítulo 6, versículos 9-13, y en una versión más breve en Lucas, capítulo 11, versículos 2-4.[1]

El padrenuestro, o padre nuestro, es posiblemente el código de palabras antiguo más conocido y utilizado en la tradición cristiana. A pesar del gran reconocimiento del que goza, los eruditos siguen sin ponerse de acuerdo sobre el origen de las palabras de la oración y sobre el grado de libertad que se ha tenido con ellas en las diversas traducciones a lo largo de los siglos.

EL MISTERIOSO ORIGEN DEL PADRENUESTRO: EL EVANGELIO PERDIDO Q

Los eruditos bíblicos sospechan que el padrenuestro vio la luz por primera vez en uno de los dos lugares en que esto fue posible dentro del Nuevo Testamento de la Biblia cristiana.

La versión más larga de la oración proviene del Evangelio de Mateo. Forma parte de la enseñanza histórica de Jesús conocida como *sermón de la montaña* y está registrada en el capítulo 6, versículos 9-13, de este evangelio tradicional.

Una versión más breve de la oración deriva de otra enseñanza que Jesús impartió a sus discípulos, distinta del sermón de la montaña. Esta versión se describe en Lucas, capítulo 11, versículos 2-4.

La controversia sobre su origen deriva del hecho de que el padrenuestro no se encuentra en el que es considerado uno de los registros más fiables de los eventos históricos que tuvieron lugar en tiempos de Jesús: el Evangelio de Marcos. La pregunta es: ¿por qué sería anotado en los Evangelios de Mateo y Lucas, pero no en el de Marcos? La respuesta ha surgido con el descubrimiento reciente (tuvo lugar a fines del siglo XX) de un evangelio bíblico oculto, pero respetado: el evangelio perdido de

Quelle. *Quelle* significa 'fuente' en alemán. Los eruditos suelen denominar *Evangelio Q*, o simplemente *Q*, a este documento.[2]

El Evangelio Q no apareció de forma repentina y evidente, como ocurrió con el Evangelio «perdido» de Tomás, que fue descubierto intacto por dos hermanos en una jarra sellada cerca del pueblo egipcio Nag Hammadi en 1945, por ejemplo; ni como ocurrió con los rollos del mar Muerto, hallados intactos en las cuevas de Qumrán del desierto de Judea entre finales de la década de 1940 y principios de la década de 1950. De hecho, actualmente no existe como texto independiente. Este evangelio «perdido» surgió lentamente durante un período; *emergió de los párrafos y páginas* de textos ya existentes. Solo a partir de un trabajo meticuloso y académico de comparación de los textos de varias traducciones de distintos evangelios el Evangelio Q acabó por ser reconocido por los eruditos bíblicos del siglo xx.

Me estoy refiriendo al Evangelio Q porque contiene la clave del poder protector del tercer código de sabiduría. La versión del padrenuestro contenida en el Evangelio Q es la más antigua, la que se cree que refleja las palabras originales que Jesús compartió con sus seguidores. Es por esta razón por lo que he elegido la traducción al inglés más cercana posible a las palabras originales que fueron pronunciadas por Jesús, una traducción realizada por George M. Lamsa a principios del siglo xx.*

---

* Esta es la oración en la traducción mencionada: «*Our Father in heaven, hallowed be thy name; thy kingdom come; thy will be done; as in heaven so on earth*».

LAS PALABRAS ORIGINALES DE JESÚS

El idioma tradicional de las regiones de Nazaret y Cafarnaún, donde vivió y enseñó Jesús, era el arameo. Este idioma surgió en Tierra Santa hace unos tres mil años y hoy en día siguen utilizándolo algunas comunidades judías, mandeas y cristianas. Los eruditos en general están de acuerdo en que Jesús dijo el padrenuestro en este antiguo idioma y en que también se registró por escrito en arameo. Viejas traducciones de manuscritos del Nuevo Testamento apoyan esta hipótesis.

Estos registros antiguos confirman que Jesús debió de utilizar el arameo, no el hebreo, cuando impartió sus sermones y enseñanzas públicos. Por ejemplo, las versiones más antiguas conocidas del Nuevo Testamento, que se descubrieron entre los manuscritos de Nag Hammadi, en Egipto, muestran que los nombres con los que Jesús se refería a sus discípulos eran arameos. El nombre *Cephas*, por ejemplo, es el equivalente a 'Pedro' en arameo, y *Thomas* significa 'gemelo' en arameo. Determinar el idioma que se empleaba en tiempos de Jesús es importante porque en la precisión del lenguaje reside la clave de las palabras y el poder del padrenuestro.

Si bien los estudiosos están de acuerdo en que el arameo era el idioma utilizado en aquellos tiempos, otra cuestión, sobre la que no hay consenso, es *qué dialecto* del arameo empleó Jesús cuando reveló el padrenuestro a sus discípulos. Los argumentos académicos son demasiado extensos para que pueda exponerlos en estas páginas, por lo que he optado por centrarme en la que parece ser la respuesta más probable, basada en los registros más antiguos del Nuevo Testamento: los manuscritos escritos en una modalidad del arameo conocida como *siríaco antiguo*. Según el erudito y autor Stephen Andrew Missick, «esta variedad del arameo es muy similar al arameo hablado por Jesús, pero no exactamente idéntica».[3] Estoy ahondando en estos detalles porque la traducción del padrenuestro siríaco es la primera versión que exploraremos como tercer código de sabiduría.

EL CÓDIGO UNIVERSAL

La estructura del padrenuestro es muy significativa. Es sofisticada y simple a la vez. Tal vez no sea casualidad que el formato de este antiguo código de palabras sea exactamente el mismo que se utiliza en los sistemas informáticos modernos. Independientemente del tamaño y la complejidad que tenga un ordenador moderno, desde un microordenador programado con tres líneas de *software* hasta un superordenador del tamaño de una habitación que contenga tres millones de líneas de *software*, el formato del lenguaje que emplean las máquinas es el mismo. Su estructura general es siempre la misma, y está compuesta por tres funciones simples. Estas son las partes de este modelo universal:

1. El enunciado de la declaración.
2. El enunciado de la función.
3. El enunciado de la finalización (o resolución).

Desde el *software* que envía a seres humanos al espacio y los trae de vuelta a casa de forma segura hasta los programas que distribuyen la electricidad a través de las redes eléctricas del mundo se rigen por la misma estructura universal. Y quizá precisamente porque este formato parece reflejar los principios universales de la forma en que fluye la información en el mundo, también está implícito en el código del padrenuestro.

La primera frase del código es el enunciado de la declaración. Estas palabras preparan el terreno y declaran al universo lo que está a punto de ocurrir. Le siguen los enunciados de la función, que describen varias cosas que debe cumplir la oración. A estos, a su vez, les sigue el enunciado de la finalización, que pone fin a la oración.

Los eruditos bíblicos suelen denominar «peticiones» del orante a los enunciados de la función (también podemos considerar que es un solo enunciado que consta de varias partes). Los eruditos han identificado siete peticiones en la versión completa del padrenuestro y tres en la versión abreviada.

DECIR EL PADRENUESTRO EN ESPAÑOL

Con el propósito de exponer cuál es el poder protector del tercer código de sabiduría, empezaré con una versión abreviada del padrenuestro extraída de la traducción siríaca descrita anteriormente. Si bien es breve, esta versión de la oración es completa en sí misma y se suele emplear en tiempos caóticos o cuando el peligro es inminente y el tiempo apremia. He organizado la oración en tres partes, además de la introducción y la finalización, y ofrezco una breve explicación de cada componente.

Introducción

Padre nuestro que estás en el cielo.

La introducción es el enunciado de la declaración. Crea unas condiciones y allana el camino para que el código que sigue pueda ofrecer un buen resultado.

La primera petición

Santificado sea tu nombre.

La palabra *santificado* parece ser la mejor traducción de la antigua escritura siríaca al español moderno. Se pretende diferenciar el nombre de Dios de todas las demás palabras como especial, santo y sagrado en lugar de que sea considerado una palabra común.

La segunda petición

Venga tu reino.

En este contexto, *reino* se refiere a *la esencia de Dios*. Aquí, con la palabra *tu* no se está pidiendo que el reino de Dios llegue a la Tierra, sino que se está declarando que la esencia de Dios está presente en todas las cosas y experiencias.

La tercera petición

Hágase tu voluntad.

En este contexto, el sintagma *tu voluntad* hace referencia a los parámetros establecidos que Dios ha identificado en enseñanzas anteriores, como en las ocho bienaventuranzas especificadas en la enseñanza de Jesús conocida como *sermón de la montaña*. Una vez más, la palabra *tu* no está asociada a una petición, sino que declara que la voluntad de Dios ya está presente en todas las cosas y experiencias.

La finalización

Como en el cielo, también en la Tierra.

Esta frase constituye el cierre de esta primera parte del código. Establece que la Tierra es un espejo de las condiciones celestiales identificadas en las peticiones primera, segunda y tercera.

Incluso en esta versión abreviada, el padrenuestro refleja la estructura completa del código universal descrito anteriormente. Y es por esta razón por lo que este venerado código de sabiduría se ve como un modelo, como la oración de las oraciones, en la tradición cristiana. Las peticiones segunda y tercera, respectivamente (*venga tu reino*/*hágase tu voluntad*), son las partes del tercer código de sabiduría que proporcionan la protección que se invoca. La intención es clara y simple: en el contexto del reino de Dios, y en presencia de la voluntad de Dios, la naturaleza divina que se refleja en estos enunciados reemplaza cualquier oscuridad y peligro que nos pueda afectar.

¿Faltan «el reino, el poder y la gloria»?

En algunas traducciones de la Biblia, como la versión estándar revisada, encontramos la parte del padrenuestro que se suele emplear para completar la oración (*porque tuyos son el reino, el poder y la gloria para siempre*), parte que no está presente en la versión original. Esta forma de completar la oración, que se suele decir en las iglesias actualmente, se conoce como *doxología bizantina* (o *doxología*, sin más).[4]

Está claro que la doxología no forma parte de la oración original tal como está registrada en la versión más antigua del Evangelio de Mateo. Aparece más tarde por primera vez en la Didaché, un texto bíblico secundario escrito después de que Jesús viviera en la Tierra, en el primer siglo de nuestra era.[5]

Decir el padrenuestro usando las palabras arameas

Recientemente, las palabras arameas que constituyen el padrenuestro han atraído la atención general a través de un escrito del reconocido erudito de estudios religiosos Neil Douglas-Klotz. Como no existen correspondencias precisas, palabra por palabra, entre el arameo y el inglés [o el español], el idioma original se presta a varias interpretaciones. En 1990, Klotz lanzó *Prayers of the Cosmos* [Plegarias del cosmos], un librito que incluye el texto arameo original de una selección de textos bíblicos, el padrenuestro entre ellos, junto con múltiples traducciones y reinterpretaciones posibles.

Desde el momento de su lanzamiento, individuos y familias, así como pequeños grupos de estudio y personas que han llenado aulas, han utilizado regularmente la siguiente traducción para decir y honrar esta potente oración y cosechar sus beneficios. Por si deseas experimentar el sonido y la evocación de las palabras reales pronunciadas por Jesús, incluyo el desglose frase por frase de Douglas-Klotz, así como una traducción aproximada del padrenuestro.[6]

(*Nota*: Si quieres recitar esta oración usando las palabras y la pronunciación arameas originales, hay un tutorial disponible en línea; consulta el apartado «Recursos», en la página 279).

PALABRAS EN ARAMEO	TRADUCCIÓN APROXIMADA AL ESPAÑOL
Abwoon d'bwashmaya.	¡Oh, Creador! Padre-Madre del cosmos, tú creas todo lo que se mueve en la luz.
Nethqadash shmakh.	Enfoca tu luz en nuestro interior y haz que sea útil, como los rayos de un fanal muestran el camino.
Teytey malkuthakh.	Crea tu reino de unidad ahora, a través de nuestros corazones ardientes y nuestras manos deseosas.
Nehwey tzevyanach aykanna d'bwashmaya aph b'arha.	Tu deseo, entonces, actúa con el nuestro, a toda luz y en todas las formas.
Hawvlan lachma d'sunqanan yaomana.	Concédenos el pan y el discernimiento que necesitamos cada día; la subsistencia para [atender] la llamada a cultivar la vida.
Washboqlan khaubayn (wakhtahayn) aykana daph khnan shbwoqan l'khayyabayn.	Afloja las cuerdas de los errores que nos atan, así como nosotros soltamos los hilos que mantenemos por las culpas de otros.
Wela tahlan l'nesyuna.	No permitas que nos sobrevenga el olvido.
Ela patzan min bisha.	Pero líbranos de la inmadurez.
Metol dilakhie malkutha wahayla wateshbukhta l'ahlam almin.	De ti nace toda voluntad regente, el poder y la vida para hacer, la canción que embellece a todos, de edad en edad se renueva.
Ameyn.	Verdaderamente, que, con su poder, estas declaraciones puedan ser la fuente de la que emanen todos mis actos. Sellado en la confianza y la fe. Amén.

CÓMO USAR EL 3.ᴱᴿ CÓDIGO DE SABIDURÍA

En los apartados anteriores he identificado las tres primeras peticiones del padrenuestro que pueden usarse como oración de protección, así como la versión completa de la oración en el arameo original. Para tu comodidad, en estas páginas expondré de nuevo la versión original, junto con una traducción más próxima al padrenuestro que conoces.

Los códigos de sabiduría son potentes cuando se repiten y cuando esto se hace de manera afirmativa; ello contribuye a que el código se imprima en la mente subconsciente. Cuando creamos la armonía entre el corazón y el cerebro, como se describe en el apartado «Cómo utilizar los códigos de sabiduría» (ver la página 25), establecemos una «línea directa» de comunicación con la mente subconsciente.

Desde un espacio de armonía entre el corazón y el cerebro, recita la versión del padrenuestro que más te atraiga, ya sea en silencio para tus adentros o en voz alta, parte por parte, hasta que experimentes una mayor sensación de confianza en que no estás solo y tengas la certeza de ello. Lo fundamental es decir este código enfocándose en la conciencia, la respiración y el sentimiento de corazón en lugar de pronunciarlo desde la mente.

Traducción del arameo antiguo, próxima al padrenuestro que conocemos

- Padre nuestro que estás en el cielo, santificado sea tu nombre;
- Venga tu reino;
- Hágase tu voluntad;

- Como en el cielo, también en la Tierra.
- Danos pan para [satisfacer] nuestras necesidades día a día;
- Y perdónanos nuestras ofensas como hemos perdonado a los que nos han ofendido.
- Y no nos dejes caer en la tentación;
- Pero líbranos del mal.

Las palabras originales en arameo antiguo

- *Abwoon d'bwashmaya;*
- *Nethqadash shmakh;*
- *Teytey malkuthakh;*
- *Nehwey tzevyanach aykanna d'bwashmaya aph b'arha;*
- *Hawvlan lachma d'sunqanan yaomana;*
- *Washboqlan khaubayn (wakhtahayn) aykana daph khnan shbwoqan l'khayyabayn;*
- *Wela tahlan l'nesyuna;*
- *Ela patzan min bisha;*
- *Metol dilakhie malkutha wahayla wateshbukhta l'ahlam almin;*
- *Ameyn.*

Notas

Notas

Código de sabiduría núm. 4

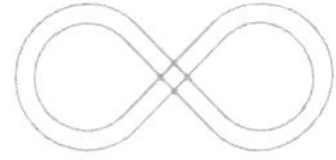

El mantra *gayatri*

4.° CÓDIGO DE SABIDURÍA: ¡Brahma, la manifestación de la energía espiritual, destructor de sufrimientos, encarnación de la felicidad, brillante como el sol, destructor de pecados, divino, intelecto que puede inspirar!

USO: El mantra *gayatri* se utiliza para obtener protección y cuando existe la necesidad de eliminar obstáculos personales.

FUENTE: El Rig Veda, mandala (libro) 3, himno 62, versículo 10.

La oración védica de toma de refugio conocida como mantra *gayatri* o el *gran mantra* es tan venerada en la tradición hindú que se dice de ella que es la *Madre de los Vedas*. La fuente original del mantra *gayatri* es el más antiguo de los textos védicos, el Rig Veda, mandala 3, himno 62, versículo 10. Al ser uno de los mantras védicos más utilizados, no es sorprendente que cuente con un pasado largo y complejo. Su historia de más de tres mil años incluye traducciones múltiples que reflejan las variadas interpretaciones de los traductores a lo largo del tiempo.

Para el propósito de este análisis, empezaré ofreciendo una visión general de este mantra. La siguiente interpretación es del erudito hindú *swami* Vivekananda (1863-1902); le sigue una traducción más profunda de las palabras sánscritas originales. En la traducción palabra por palabra descubriremos por qué el mantra *gayatri* ha sido, y sigue siendo, un código intemporal de obtención de refugio y protección tanto en la tradición hindú como en la budista.

Como no existe una correspondencia directa entre las palabras del sánscrito y las del inglés [y el español], cualquier traducción del mantra *gayatri* constituye solamente una aproximación al idioma y la intención originales. Teniendo en cuenta esto, la interpretación de *swami* Vivekananda del significado general del mantra es la siguiente:

Meditamos en la gloria de ese Ser que ha generado este universo. Que Él ilumine nuestra mente.[1]

Y esta es una traducción del mismo mantra realizada en el siglo XX por el erudito hindú *Sri* Gyan Rajhans, igualmente aceptada por los grandes conocedores del yoga y los Vedas:

¡Oh tú, existencia Absoluta, Creador de las tres dimensiones, contemplamos tu luz divina! Que Él estimule nuestro intelecto y nos otorgue el verdadero conocimiento.[2]

Aun siendo muy diferentes estas interpretaciones generales, ambas comparten un mismo significado y una misma intención, lo cual ilustra por qué el mantra *gayatri* suele utilizarse como recurso de protección. Ambas traducciones del mantra terminan con una invitación a que la divinidad y el conocimiento divino formen parte de nuestra vida diaria. Se cree que a través de la iluminación de la mente humana, el pensamiento que hace posible el enojo y la hostilidad será erradicado de todos los involucrados (tanto de la persona que dice el mantra como de aquellos que puedan estar amenazando a esa persona).

El mantra *gayatri* se utiliza como fuente de fuerza interior y poder. Además de aportarnos protección, se cree que nos otorga otros beneficios, entre ellos una mente más fuerte (más específicamente, una mayor concentración), una mejor respiración y una mejora de la salud.

EL CÓDIGO SÁNSCRITO

Aunque el origen del mantra *gayatri* se sitúe aproximadamente en el año 1800 a. C. y, por lo tanto, sea muy anterior a los evangelios bíblicos, no debe sorprendernos que siga el mismo patrón estructural que el padrenuestro. Como se detalla en el tercer código de sabiduría, este modelo refleja los principios universales del flujo de la información y consta de las tres partes que identificábamos previamente: una declaración, un enunciado de función (o varios) y un enunciado de finalización.

Teniendo en cuenta estas relaciones, ofrezco a continuación una posible traducción del mantra original, acompañada del significado de cada palabra. Esta traducción en particular la ha realizado (al inglés) el erudito hindú Kumud Ajmani.[3] Por razones de continuidad, también ilustraré la relación de estas palabras dentro del contexto del modelo de oración de uso universal.[4]

Declaración

Aum
Significado: El nombre primordial de Dios.

Bhur Bhuvah Swaha
Significado: Estas palabras expresan las cualidades inherentes que existen como Dios. *Bhur* es la existencia. *Bhuvah* ilustra la conciencia de Dios. *Swaha* nos dice que Dios es inherente a todas las cosas.

Primer enunciado de función

Tat Savitur Varenyam
Significado: En el contexto del *gayatri*, esto significa que quien dice el mantra dirige la alabanza a Dios desinteresadamente. La palabra *tat* significa 'que', y en el *gayatri* indica que las alabanzas se dirigen a Dios. *Savitur* es una forma de designar a Dios como la fuente de todas las cosas, así como las bendiciones de Dios para la humanidad. *Varenyam* significa 'quien es susceptible de ser elegido (o digno) de recibir las bendiciones de Dios'.

Segundo enunciado de función

Bhargo Devasya Dhimahi

Significado: Las tres palabras de este enunciado describen en mayor medida las cualidades de Dios desde un punto de vista funcional. *Bhargo* designa la luz que es el amor de Dios. *Devasya* deriva de la palabra sánscrita *deva* e ilustra las muchas facetas de los atributos de Dios, sin las cuales no puede existir nada. *Dhimahi* significa que nos centramos en Dios.

Enunciado de finalización

¡Dhiyo Yo Nah Prachodayat!

Significado: *Dhiyo* significa 'intelecto'; en este mantra, esta palabra se utiliza para pedirle a Dios que dirija nuestras capacidades y el uso que hagamos de nuestro intelecto. *Yo* significa 'quien' y nos recuerda que nuestra oración solo está dirigida a Dios. *Nah* significa 'nuestro' y significa que no decimos el mantra para nosotros mismos solamente, sino también para todas las demás personas. *Prachodayat*, la palabra final, significa que todo el mantra constituye una petición a Dios en nuestra búsqueda de seguridad, paz y felicidad.

El mantra *gayatri* continúa cruzando los límites tradicionales de la religión y la espiritualidad y sigue siendo uno de los mantras más populares utilizados en el mundo actualmente. Entre las razones de su popularidad se encuentran los numerosos y variados usos que se le pueden dar; entre ellos, nos aporta protección como resultado de que erradica los obstáculos físicos y emocionales que se nos pueden presentar a lo largo de nuestro camino a medida que buscamos la sabiduría profunda asociada al crecimiento espiritual.

CÓMO USAR EL 4.º CÓDIGO DE SABIDURÍA

Los códigos de sabiduría son potentes cuando se repiten y cuando esto se hace de manera afirmativa; ello contribuye a que el código se imprima en la mente subconsciente. Cuando creamos la armonía entre el corazón y el cerebro, como se describe en el apartado «Cómo utilizar los códigos de sabiduría» (ver la página 25), establecemos una «línea directa» de comunicación con la mente subconsciente.

Desde un espacio de armonía entre el corazón y el cerebro, recita la versión del mantra que más te atraiga, ya sea en silencio para tus adentros o en voz alta, parte por parte, hasta que experimentes una mayor sensación de confianza en que no estás solo y tengas la certeza de ello. Lo fundamental es decir este código enfocándose en la conciencia, la respiración y el sentimiento de corazón en lugar de pronunciarlo desde la mente.

Traducción al español

¡Brahma, la manifestación de la energía espiritual; destructor de sufrimientos; encarnación de la felicidad; brillante como el sol; destructor de pecados, divino; intelecto que puede inspirar!

Palabras sánscritas

- *Aum*
- *Bhur Bhuvah Swaha;*
- *Tat Savitur Varenyam;*
- *Bhargo Devasya Dhimahi;*
- *¡Dhiyo Yo Nah Prachodayat!*

Notas

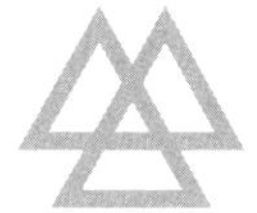

SEGUNDA PARTE

Miedo

Solo en la medida en que nos exponemos una y otra vez a la aniquilación se puede encontrar lo indestructible en nosotros.

Pema Chödrön, monja budista tibetana[1]

Todos experimentamos miedo. Es una de las seis emociones que los científicos reconocen como universales en todas las poblaciones humanas. (Las otras son la tristeza, la felicidad, el enfado, la sorpresa y el asco). Además de ser una de las experiencias que compartimos universalmente, el miedo es también una de las más misteriosas. Las razones de ello son que el miedo aparece de diferentes maneras, lo experimentamos por distintos motivos y significa cosas diferentes para distintas personas.

A veces, puede presentarse en nuestra vida como síntomas que parecen estar tan alejados de la causa profunda del miedo que no reconocemos la conexión de inmediato. Experiencias emocionales como la ansiedad, la preocupación y la depresión crónicas, así como síntomas físicos que van desde las erupciones cutáneas, los resfriados y las alergias hasta la hipertensión y la disfunción de órganos que asociamos inconscientemente con los traumas no resueltos, son ejemplos de la gran cantidad de señales que pueden revelar un miedo subyacente.

El trabajo pionero de la neurocientífica Candace Pert y su libro revolucionario *Molecules of Emotion* allanaron el camino a los fundamentos científicos de la comprensión de cómo las señales químicas de nuestros miedos no resueltos, conocidas como *neuropéptidos* relacionados con el miedo, pueden almacenarse indefinidamente en los tejidos, glándulas y órganos del cuerpo, hasta que nuestra respuesta de miedo se ha disuelto y esas sustancias químicas pueden ser metabolizadas.[2]

Los científicos conductuales nos dicen que las experiencias de miedo que no tienen un origen identificable y son aparentemente inexplicables constituyen, en última instancia, expresiones de un miedo primario que, por lo general, se encuentra en un plano subconsciente: *el miedo a la aniquilación y la inexistencia.*[3]

El miedo a la aniquilación puede ser provocado por experiencias cotidianas que aparentemente no tienen que ver con esta posibilidad; o, más precisamente, por nuestra *percepción* de ciertas experiencias cotidianas. Es posible que nuestro miedo a la inexistencia sea universal porque compartimos la incertidumbre acerca de la condición humana. Una de las grandes paradojas de la era moderna es que, a pesar de nuestros grandes logros tecnológicos, todavía tenemos que responder con certeza científica las preguntas más básicas de nuestra existencia: ¿quiénes somos? ¿De dónde venimos? ¿Adónde vamos cuando morimos?

EL MIEDO SUBCONSCIENTE

A veces nuestros miedos son lógicos, racionales y están perfectamente justificados. El impulso de saltar hacia atrás cuando vemos una araña colgando de una telaraña en nuestra sala de estar o la sensación de angustia que experimentamos en la boca del estómago cuando miramos, desde la planta veinte de un hotel, la calle que hay debajo, son respuestas naturales. En estos ejemplos, el factor desencadenante de la ansiedad o la inquietud es real; es tangible y está claramente presente. A veces, sin embargo, las causas de nuestros temores no son tan obvias; proceden de algo que está oculto, por debajo de la conciencia, olvidado.

Los científicos han demostrado que la mayoría de nuestras emociones, así como la mayor parte de nuestros actos, decisiones y comportamientos diarios, se originan en una parte de nuestro cerebro que no es consciente: la mente subconsciente, que es responsable del noventa y cinco por ciento de nuestras actividades diarias. Nuestros miedos se encuentran entre esas emociones subconscientes. Por ejemplo, hay un miedo subconsciente que expresan habitualmente los adultos que crecieron en familias alcohólicas: el miedo a no ser escuchados.

Dentro del contexto de la disfunción alcohólica, los hijos y los cónyuges dicen a menudo que se sienten ignorados y criticados. Si el miembro de la familia no está anclado en una clara conciencia de sí mismo y no cuenta con una autoestima saludable y una fuerte identidad espiritual (si no se reconoce como un alma), es fácil que se pierda y sucumba a los sentimientos que experimenta. Al carecer de una identidad clara, puede creerse las opiniones degradantes que oye en el entorno poco saludable en el que vive.

El peligro es que la mente subconsciente puede asociar fácilmente la crítica y la falta de reconocimiento con una sensación de invisibilidad e inexistencia. Y si bien los mecanismos de defensa que son la ira proyectada hacia fuera o el retraimiento en uno mismo pueden permitirnos sobrevivir en el momento, el carácter no resuelto del daño o trauma resultante puede persistir hasta mucho después del momento de la experiencia. Son estos traumas no resueltos lo que se manifiesta como los síntomas que acaban por llevarnos al origen de nuestra experiencia. *La clave que se debe tener en cuenta es que, por diferentes que parezcan las expresiones de nuestros miedos, en realidad provienen de uno de los tres miedos universales, o de una combinación de los tres: el miedo al abandono, el miedo a no ser dignos de vivir y el miedo a la aniquilación.*

En los círculos académicos se sigue debatiendo sobre si estos miedos universales se aprenden, son instintivos o se transmiten de algún modo, a través de la genética, de padres a hijos. Aunque no se atisba el final de este debate, hace cientos de años que se conocen y comprenden las palabras que nos proporcionan consuelo en presencia de nuestros miedos más profundos y a veces desconocidos.

En su primer discurso a la nación, el presidente estadounidense Franklin D. Roosevelt dijo: «Lo único que debemos temer es el miedo mismo». Creo que esta declaración es muy acertada. Con esta idea en mente, he elegido para esta parte unos códigos de sabiduría que han aportado consuelo y tranquilidad a las personas, frente al miedo, durante miles de años.

RECORDATORIOS UNIVERSALES

Cuando algo es verdadero, es habitual ver que ese «algo» aparece en muchos lugares y bajo muchas formas, por el hecho de que es universal. Los códigos que incluyo en esta parte han sido utilizados por iniciados, místicos y profetas de todo el mundo desde hace mucho tiempo para recordarnos, precisamente, esta verdad: que hay algo en nuestro interior que es eterno. Hay una parte de nosotros que no puede ser destruida y nunca desaparecerá en la nada. Los cuatro códigos de sabiduría de esta segunda parte del libro se basan en el recordatorio de que nuestra esencia es imperecedera para ofrecernos un refugio en el que guarecernos de nuestro miedo a la aniquilación absoluta.

La mejor ciencia del mundo moderno respalda esta visión mística de nuestra naturaleza eterna, tanto desde el punto de vista matemático como filosófico. Por ejemplo, la ley de conservación de la energía, un principio fundamental de la física descrito por primera vez por Julius Robert von Mayer en 1842, nos dice que la energía presente en un sistema aislado, como la biosfera del planeta Tierra, no se puede crear ni destruir; solo se puede cambiar la forma en que se manifiesta.* Vemos que este principio se expresa cada día de nuestra vida, quizá sin reconocer que estamos rodeados de recordatorios de nuestra naturaleza imperecedera.

La energía térmica (el calor), por ejemplo, cuya primera manifestación es la luz del sol, es utilizada por las plantas para obtener la energía química que les da vida. Cuando las plantas mueren, pueden preservar la energía química que han incorporado como restos fosilizados en forma de petróleo o carbón. Cuando se queman los combustibles fósiles, la energía química se vuelve a convertir en energía térmica con el fin de impulsar las turbinas que producen electricidad para nuestros hogares, fábricas, escuelas y edificios de oficinas, o para mover los cilindros de los motores de los automóviles. Esa energía térmica se convierte en la energía cinética (movimiento) que nos lleva al

---

* La ley de conservación de la energía es un principio fundamental de la termodinámica. En lugar de ser un descubrimiento que tuvo lugar en un determinado momento, el reconocimiento de esta ley física evolucionó gradualmente durante siglos, a partir de las observaciones que realizó el astrónomo y físico Galileo en el siglo xvii. En 1842, Julius Robert von Mayer formalizó el principio cuando dijo que «la energía no se puede crear ni destruir». Este es un concepto clave a la hora de reflexionar sobre la inmortalidad humana y el destino final de la energía del alma.

trabajo, a la escuela o al supermercado a comprar alimentos para nuestra familia.

El punto clave de lo que acabo de exponer es este: durante todo el ciclo que he descrito, la energía nunca se creó y nunca se destruyó. En cada fase del ciclo, todo lo que hizo fue cambiar de forma. Y parece ser que este principio también es aplicable a nosotros.

Como seres energéticos que somos, existimos siempre. Aunque podemos cambiar de forma y alterar nuestra expresión, no podemos convertirnos en «nada». La mejor física del mundo moderno nos dice por qué es literalmente imposible que desaparezcamos. Esta comprensión fundamental es común a los códigos que aquí se ofrecen. Al recordarnos nuestra esencia eterna, nos llevan a la comprensión en tiempo real y al recuerdo primordial de que es literalmente imposible que nuestro profundo temor a la aniquilación se materialice.

Notas

Notas

Código de sabiduría núm. 5

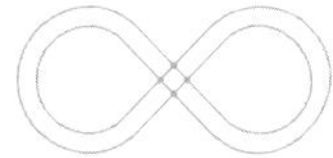

El Katha upanisad

5.º CÓDIGO DE SABIDURÍA: El alma no nace ni muere. No surgió de algo, y nada surgió de ella. No nació; es eterna, inmortal y no tiene edad. No resulta destruida cuando se destruye el cuerpo.

USO: Este código aborda la incertidumbre y el miedo universal a dejar de existir después de la muerte.

FUENTE: El Kathopanisad, también conocido como Katha upanisad, uno de los textos principales de los antiguos Vedas hindúes (capítulo 1, sección 2, versículos 18-2050).

El conjunto de textos conocidos como los Vedas se encuentran entre las escrituras más antiguas de cualquiera de las principales religiones del mundo. Fueron escritos hace tres mil años por lo menos; posiblemente son incluso más antiguos. Los textos se escribieron originalmente en sánscrito védico, la modalidad más antigua del antiguo alfabeto sánscrito, que rara vez se utiliza hoy en día. La literatura védica es un caudal de conocimientos complejo; las explicaciones de ese conocimiento han llenado volúmenes enteros y, durante siglos, ha habido eruditos que les han dedicado su vida. Para los propósitos de este libro, voy a ofrecer una breve explicación de cómo están escritos y organizados los Vedas, para brindar una perspectiva del origen de este código de sabiduría.

Tradicionalmente, se considera que los Vedas son un conjunto de cuatro escritos principales:

- El Rig Veda, que se compone de mil veintiocho himnos y es el Veda más antiguo. Está dedicado a treinta y tres deidades que eran adoradas en los tiempos en que se escribieron los textos.
- El Atharvaveda, compuesto por setecientos sesenta himnos que describen las distintas modalidades de sanación que empleaban los médicos de la época.
- El Samaveda, un conjunto de mil quinientos cuarenta y nueve himnos que se cree que fueron tomados en gran parte del Rig Veda, que es más inclusivo. El texto comienza con himnos que están escritos para Agni, el dios del fuego, e Indra, el dios de los cielos.
- El Yajurveda, compuesto por más de mil ochocientos mantras que describen rituales religiosos.

Cada uno de estos cuatro grandes textos contiene partes conocidas como los *upanisads* —lo que significa que son *textos secretos*—, una clasificación basada en su contenido centrado en mantras y ceremonias.

La fuente del quinto código de sabiduría es uno de estos upanisads, el Kathopanisad o Katha upanisad, que está específicamente dedicado a los secretos de la espiritualidad y la meditación. Teniendo presente esta clasificación, el contenido de este código de sabiduría no debería sorprendernos. Con respecto al miedo universal a quedar reducidos a la nada, dice:

El alma no nace ni muere. No surgió de algo, y nada surgió de ella. No nació; es eterna, inmortal y no tiene edad. No resulta destruida cuando se destruye el cuerpo.

Este código de sabiduría constituye uno de los recordatorios más directos de la naturaleza imperecedera de nuestra esencia. Y existe un paralelismo entre este código de sabiduría y el séptimo, extraído del Bhagavad-gita, que es un texto sagrado hindú.[1]

CÓMO USAR EL 5.° CÓDIGO DE SABIDURÍA

Los códigos de sabiduría son potentes cuando se repiten y cuando esto se hace de manera afirmativa; ello contribuye a que el código se imprima en la mente subconsciente. Cuando creamos la armonía entre el corazón y el cerebro, como se describe en el apartado «Cómo utilizar los códigos de sabiduría» (ver la página 25), establecemos una «línea directa» de comunicación con la mente subconsciente.

Desde un espacio de armonía entre el corazón y el cerebro, recita este código parte por parte, ya sea en silencio para tus adentros o en voz alta, hasta que experimentes que tu sensación de miedo cambia. Lo fundamental es decir este código enfocándose en la conciencia, la respiración y el sentimiento de corazón en lugar de pronunciarlo desde la mente.

- *El alma no nace ni muere.*
- *No surgió de algo, y nada surgió de ella.*
- *No nació; es eterna, inmortal y no tiene edad.*
- *No resulta destruida cuando se destruye el cuerpo.*

Notas

Notas

Código de sabiduría núm. 6

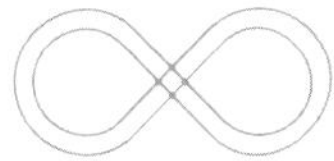

Los textos de la pirámide de Unas

6.º CÓDIGO DE SABIDURÍA: No hay ninguna semilla de ningún dios que haya perecido, y tampoco ha perecido nunca aquel que le pertenece. Tú no perecerás; le perteneces.

USO: Este código aborda el miedo humano universal a la aniquilación y el miedo primordial a la inexistencia.

FUENTE: Textos de la pirámide de Unas, declaración 213, versículo 145.[1]

Los jeroglíficos conocidos como *textos de las pirámides* de la pirámide del faraón Unas, en Egipto, son algunos de los escritos más antiguos que se sabe que existen. Tuve la oportunidad de explorar las misteriosas cámaras de esta pirámide y verlos por mí mismo en otoño de 1986 en compañía de un pequeño grupo de científicos e investigadores. Avanzamos a través de pasajes y túneles con techo de arco hasta que nos encontramos en una habitación de techo abovedado que contiene los famosos textos jeroglíficos, los cuales están cincelados, no pintados, en las paredes.

Los textos me asombraron por dos motivos. Uno de ellos es que las instrucciones permanecen tan bien conservadas que da la impresión de que el artista que las grabó pudo haber terminado su trabajo y haberse marchado solamente unas horas antes. Pero más allá del estado de conservación extraordinario de las inscripciones, lo que más me fascinó fue lo que decían.

LA DECLARACIÓN 213

Entre toda la información que pudo haber consignado el artista, escriba o sacerdote que realizó los grabados en la pared de la cámara hace cuatro milenios —desde el cambio climático y la sequía extrema que había en esos tiempos hasta las hambrunas y los disturbios sociales que, según los registros antiguos, tuvieron lugar en esa época—, el texto no menciona ninguno de estos eventos. Consistente en un conjunto de declaraciones, cada una de las cuales contiene múltiples versículos, el texto fue escrito con un solo propósito en mente: está concebido para instruir, tranquilizar y consolar al alma del faraón Unas durante su viaje a la otra vida. El sexto código de sabiduría, tomado de la declaración 213, versículo 145 de los textos de la pirámide de Unas, es un hermoso ejemplo del carácter tranquilizador que proporcionan los escritos antiguos:

No hay ninguna semilla de ningún dios que haya perecido, y tampoco ha perecido nunca aquel que le pertenece. Tú no perecerás; le perteneces.

En este antiguo pasaje al alma del faraón se le asegura que, habiendo emergido originalmente *de* un dios y siendo una expresión viva de *un* dios, tendrá éxito en su tránsito a la otra vida. *El alma no puede fracasar a lo largo de su tránsito*; es imposible que lo haga. Sirviéndose de los argumentos lógicos que son el origen divino y la naturaleza eterna del alma, el texto le da al faraón, o a cualquier iniciado religioso o escriba que lea los textos, la razón por la que puede aceptar que el éxito de su viaje está asegurado.

Este texto antiguo constituye uno de los primeros ejemplos escritos de una técnica que se ha reconocido, a lo largo de los siglos, que puede instruir, ayudar, guiar, consolar y sanar en tiempos de necesidad. Y aunque se trata de un texto grabado en preparación para la muerte del faraón Unas hace cuatro mil años, el principio que contiene es igual de potente y funciona igual de bien mientras todavía estamos vivos y seguimos afrontando los desafíos de la vida diaria en el mundo contemporáneo. El poder de los textos de las pirámides está «oculto» a la vista en un código de sabiduría al que tenemos acceso cada día de nuestra vida.

CÓMO USAR EL 6.º CÓDIGO DE SABIDURÍA

Los códigos de sabiduría son potentes cuando se repiten y cuando esto se hace de manera afirmativa; ello contribuye a que el código se imprima en la mente subconsciente. Cuando creamos la armonía entre el corazón y el cerebro, como se describe en el apartado «Cómo utilizar los códigos de sabiduría» (ver la página 25), establecemos una «línea directa» de comunicación con la mente subconsciente.

Desde un espacio de armonía entre el corazón y el cerebro, recita este código por partes, ya sea en silencio para tus adentros o en voz alta, hasta que experimentes que tu sensación de miedo cambia. Lo fundamental es decir este código enfocándose en la conciencia, la respiración y el sentimiento de corazón en lugar de pronunciarlo desde la mente.

- *No hay ninguna semilla de ningún dios que haya perecido, y tampoco ha perecido nunca aquel que le pertenece.*
- *Tú no perecerás; le perteneces.*

Notas

Notas

Código de sabiduría núm. 7

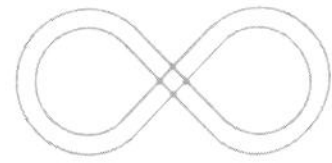

El Bhagavad-gita

7.º CÓDIGO DE SABIDURÍA: El alma nunca se crea, y nunca muere. El alma no nace; es eterna, inmortal y no tiene edad. No resulta destruida cuando se destruye el cuerpo.[1]

USO: Este código aborda el miedo humano universal a la aniquilación y el miedo primordial a la inexistencia.

FUENTE: Bhagavad-gita, capítulo 2, versículo 20.[2]

En la víspera de la épica batalla descrita en la escritura sánscrita conocida como Bhagavad-gita, el guerrero y maestro arquero Arjuna se encuentra en medio de un tipo de contienda que no esperaba. No es una batalla física que se libre con armaduras, lanzas y flechas, sino una batalla personal de emociones en conflicto que son el resultado del reconocimiento de las terribles consecuencias que va a tener el hecho de llevar a su ejército a la lucha. Mientras contempla la vasta llanura de Kurukshetra, el campo en el que está a punto de producirse el legendario choque entre dos grandes ejércitos (ubicado en el actual estado indio de Haryana), sabe que la batalla no solo será épica por su envergadura, sino también por la cantidad de vidas humanas que se va a cobrar.

La raíz del conflicto es la lucha entre dos primos por el acceso al trono real. En vísperas de la batalla, es evidente que la diplomacia ha fallado. El motivo del conflicto interno de Arjuna es que advierte, mientras pasea la mirada sobre el campo, que los ejércitos rivales encargados de resolver la disputa están compuestos por vecinos, amigos y familiares a quienes conoce de toda la vida.

LA ELECCIÓN DE ARJUNA

Reconociendo que participar en la batalla conducirá al resultado inevitable de un sufrimiento inmenso, a la muerte de amigos y familiares, Arjuna llega a la conclusión de que la riqueza material asociada al trono no vale la pena si se ha de pagar ese alto precio en vidas humanas. Entonces toma la difícil decisión, como líder guerrero, de retirarse de la batalla. Arjuna deposita su poderoso arco en el suelo (un arco que, según se dice, en ocasiones podía lanzar treinta mil flechas a la vez) y se niega a dirigir a su ejército hacia un resultado tan trágico. En este punto es donde comienzan las disquisiciones filosóficas que han hecho del Bhagavad-gita una parte muy apreciada de la literatura sagrada hindú.

Arjuna habla de su dilema con el conductor de su carro y le pide consejo. Lo que no sabe en ese momento es que el conductor, Krishna, es en realidad el dios hindú Vishnu, que ha tomado forma humana, temporalmente, para poder hablar con Arjuna. Krishna ve que Arjuna tiene un conflicto interno debido a sus pensamientos sobre la batalla, la vida, la muerte e incluso la realidad misma.

Krishna inicia una plática con su interlocutor que revela una serie de verdades eternas que ofrecen a Arjuna consuelo, razonamientos y esperanza frente a los mayores desafíos de la vida. Utiliza estos argumentos filosóficos para persuadir a Arjuna de que acepte su destino como guerrero y, al hacerlo, revierta su decisión y conduzca a su ejército a la batalla.

Estoy exponiendo esta historia para poner en contexto el séptimo código de sabiduría, que constituye el primero de los argumentos filosóficos de Krishna. Es en esta parte de la conversación donde Krishna le recuerda a Arjuna que, debido a la naturaleza inmortal del alma, todos los que van a participar en la próxima batalla son seres eternos. Esto significa que, en última instancia, ninguno de los guerreros que luchan en ambos bandos puede ser destruido.

El alma nunca se crea, y nunca muere.
El alma no nace; es eterna, inmortal y no tiene edad.
No resulta destruida cuando se destruye el cuerpo.

Tras haber efectuado esta declaración sobre nuestra naturaleza eterna, Krishna elabora su argumentación a través de una serie de revelaciones cada vez más detalladas sobre la eternidad del alma y lo que esto implica: que nosotros también debemos ser eternos. A través de esta explicación le asegura al corazón de Arjuna, así como a su mente, que, independientemente del resultado de la batalla inminente, todos los involucrados de ambos lados sobrevivirán de alguna forma.

A continuación transcribo algunos extractos significativos de la argumentación de Krishna (no están escritos consecutivamente en el texto original sánscrito):

Debes saber que lo que impregna todo el cuerpo es indestructible. Nadie puede destruir esa alma imperecedera.[3]

Para el alma no hay nacimiento ni muerte en ningún momento. No ha pasado a existir, no pasa a existir y no pasará a existir. No nació, es eterna, existe siempre y es primigenia. No es asesinada cuando su cuerpo es asesinado.

El alma nunca puede ser hecha pedazos por ningún arma, ni quemada por el fuego, ni mojada por el agua, ni marchitada por el viento.[4]

Esta alma individual es irrompible e insoluble, y no puede quemarse ni secarse. Es permanente, presente en todas partes, inmutable, inamovible y eternamente igual.[5]

Arjuna escucha atentamente las revelaciones de Krishna; descubre entonces la verdadera naturaleza del alma, el carácter ilusorio de este mundo y la existencia de una realidad mayor y esencial. Teniendo en cuenta estas nuevas revelaciones, Arjuna cambia su perspectiva con respecto a la batalla en cuestión y su papel en ella. Acepta su rol de guerrero dentro del contexto más amplio del bien y el mal. Y a partir de su nuevo posicionamiento mental procede a liderar a su ejército, formado por el pueblo pandava, a obtener la victoria sobre sus primos, los kauravas, en la gran llanura de Kurukshetra. El resto, como dicen, es historia.

Si bien los historiadores no han podido verificar todos los detalles presentes en el Bhagavad-gita, los indicios arqueológicos apuntan, de hecho, a que la batalla de Kurukshetra fue real. El descubrimiento de objetos que coinciden con las descripciones que se ofrecen en los textos parece indicar que se produjo una batalla en el lugar que indica el Bhagavad-gita. Ese sitio aún es, actualmente, un lugar sagrado venerado en la India.

CÓMO USAR EL 7.º CÓDIGO DE SABIDURÍA

Los códigos de sabiduría son potentes cuando se repiten y cuando esto se hace de manera afirmativa; ello contribuye a que el código se imprima en la mente subconsciente. Cuando creamos la armonía entre el corazón y el cerebro, como se describe en el apartado «Cómo utilizar los códigos de sabiduría» (ver la página 25), establecemos una «línea directa» de comunicación con la mente subconsciente.

Desde un espacio de armonía entre el corazón y el cerebro, recita este código por partes, ya sea en silencio para tus adentros o en voz alta, hasta que experimentes que tu sensación de miedo cambia. Lo fundamental es decir este código enfocándose en la conciencia, la respiración y el sentimiento de corazón en lugar de pronunciarlo desde la mente.

- *El alma nunca se crea, y nunca muere.*
- *El alma no nace; es eterna, inmortal y no tiene edad.*
- *No resulta destruida cuando se destruye el cuerpo.*

Notas

Notas

Código de sabiduría núm. 8

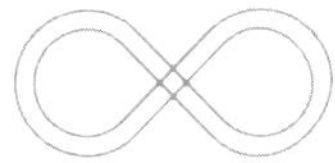

El Evangelio de la Paz

8.º CÓDIGO DE SABIDURÍA: Un día tu cuerpo volverá a la Madre Terrenal; incluso lo harán tus orejas y tus ojos. Pero la Santa Corriente de la Vida, la Santa Corriente del Sonido y la Santa Corriente de la Luz no nacieron nunca, y nunca pueden morir.

USO: Este código aborda el miedo primario a la no existencia y nuestra relación con una presencia mayor que la nuestra.

FUENTE: El Evangelio Esenio de la Paz.[1]

Quinientos años antes del nacimiento de Jesús, un misterioso grupo de eruditos sanadores crearon comunidades cerca de lo que hoy conocemos como mar Muerto, en una zona conocida como Qumrán. Las comunidades incluían muchas sectas religiosas, entre ellas los nazarenos y los ebionitas, y eran conocidas colectivamente como *esenios*. Aunque sigue vigente la controversia sobre el origen y la naturaleza de los esenios, no hay ninguna duda de que existieron. Algunas de las primeras referencias al linaje de los esenios se encuentran en tablillas de arcilla de la antigua Sumeria que datan del año 3500 a. C. También constan en escritos históricos, como los de los eruditos romanos Flavio Josefo y Plinio el Viejo, del siglo i, donde se dice que los esenios son una «raza en sí mismos, más notable que cualquier otra del mundo». Hay referencias a los esenios en manuscritos que se conservan en varias bibliotecas y museos, como la Biblioteca Nacional de Austria (en Viena), el Museo Británico (en Londres) y la biblioteca del Vaticano (en la Ciudad del Vaticano).

En casi todas las principales religiones del mundo actual, incluidas las originarias de China, el Tíbet, Egipto, la India, Palestina, Grecia y el desierto estadounidense del sudoeste, hay elementos que se remontan a la sabiduría original preservada por los esenios. Muchas tradiciones místicas del mundo occidental, en particular, tienen raíces en este caudal de información (por ejemplo, la tradición de los masones, la de los cristianos gnósticos y la de los cabalistas). El octavo código de sabiduría está extraído de un conjunto de textos esenios que fueron sacados de Palestina antes del avance de las fuerzas mongolas entre los años 1299 y 1300 de nuestra era, después fueron a parar a manos de sacerdotes nestorianos, en Asia, y finalmente acabaron en la biblioteca del Vaticano. Fue allí, a principios de la década de 1920, cuando se concedió un permiso especial al estudiante y erudito Edmond Bordeaux Szekely para que accediese a la biblioteca con el fin de llevar a cabo un proyecto de investigación. Mientras exploraba el recinto en busca de información para su tesis, descubrió el evangelio arameo olvidado de las enseñanzas de Jesús. Aunque no se le permitió sacar los documentos del Vaticano, transcribió y luego publicó extractos de ellos como la serie de libros titulada *The Essene Gospel of Peace* ('el evangelio esenio de la paz'; publicados en español como *El evangelio de los esenios*; ver la nota 1).

EL MATRIMONIO SAGRADO

Los principios de la naturaleza y las leyes naturales son fundamentales en las enseñanzas de los esenios. En el lenguaje de la época, esta misteriosa secta, que también se cree que es la autora de los rollos del mar Muerto, ofreció una visión del mundo que describe una relación holística y unificada entre la Tierra y el cuerpo físico humano. A través de unas elocuentes palabras que constituyen recordatorios poéticos para nosotros, los esenios nos recuerdan que somos el producto de una unión sagrada, un *matrimonio*, entre la esencia eterna, misteriosa y sin forma del alma y la materia física de este mundo.

Desde la perspectiva de este matrimonio, formamos parte de todo lo que vemos como nuestro mundo y estamos íntimamente entrelazados con ello. Cada roca, árbol y montaña, cada río y océano, es parte de nosotros, y nosotros somos parte de ello. Y lo que es tal vez más importante, debido a esta unión, cada uno de nosotros formamos parte el uno del otro.

El Evangelio Esenio de la Paz es un registro de Jesús que describe la relación que hay entre nuestra «Madre Tierra» y nuestro «Padre [que está] en el Cielo». Según el texto, la unión que nos da la vida se originó de la siguiente manera: «El espíritu del Hijo del Hombre fue creado del espíritu del Padre Celestial, y su cuerpo del cuerpo de la Madre Terrenal».[2]

Esta descripción esenia de la vida concuerda con la perspectiva que hemos visto en los códigos de sabiduría anteriores: hay una parte de nosotros que siempre ha existido, no se puede crear ni destruir, y existe eternamente como la Santa Corriente Esenia de la Vida.

El octavo código de sabiduría dice lo siguiente:

Un día tu cuerpo volverá a la Madre Terrenal; incluso lo harán tus orejas y tus ojos. Pero la Santa Corriente de la Vida, la Santa Corriente del Sonido y la Santa Corriente de la Luz no nacieron nunca, y nunca pueden morir.

En otra parte del Evangelio Esenio de la Paz, nuestra relación con la Santa Corriente se aclara en términos inequívocos: «Y serás uno con la Santa Corriente de la Luz, siempre antes de dormirte en los brazos del Padre Celestial».[3]

El poder del octavo código de sabiduría es doble. En primer lugar, nos recuerda la naturaleza intemporal y eterna de nuestra esencia. En este recordatorio, el texto apela tanto a nuestro corazón como a nuestro intelecto, ya que nos da la razón por la que podemos disipar nuestra ansiedad y nuestros miedos relativos a que nos convertiremos en nada y nos perderemos para siempre.

La segunda razón por la que este código de sabiduría es tan efectivo es el paralelismo existente entre la perspectiva esenia y las del Bhagavad-gita, los jeroglíficos sagrados de los cultos a la muerte egipcios, los upanisads védicos y otras tradiciones espirituales del mundo. Cada uno de nosotros aprendemos de manera diferente. Debido a nuestro entorno cultural, familiar y religioso, podemos encontrarnos más cómodos con una perspectiva budista que con un texto hindú, o más cómodos con la literatura cristiana que con las marcas talladas en la pared de roca de una tumba egipcia. El octavo código de sabiduría es atractivo porque de manera directa, como si estuviésemos en el contexto de una conversación, nos recuerda el crucial mensaje de que nuestra naturaleza es eterna sirviéndose de la analogía de la madre y el padre humanos.

CÓMO USAR EL 8.° CÓDIGO DE SABIDURÍA

Los códigos de sabiduría son potentes cuando se repiten y cuando esto se hace de manera afirmativa; ello contribuye a que el código se imprima en la mente subconsciente. Cuando creamos la armonía entre el corazón y el cerebro, como se describe en el apartado «Cómo utilizar los códigos de sabiduría» (ver la página 25), establecemos una «línea directa» de comunicación con la mente subconsciente.

Desde un espacio de armonía entre el corazón y el cerebro, recita este código por partes, ya sea en silencio para tus adentros o en voz alta, hasta que experimentes que tu sensación de miedo cambia. Lo fundamental es decir este código enfocándose en la conciencia, la respiración y el sentimiento de corazón en lugar de pronunciarlo desde la mente.

- *Un día tu cuerpo volverá a la Madre Terrenal; incluso lo harán tus orejas y tus ojos.*
- *Pero la Santa Corriente de la Vida, la Santa Corriente del Sonido y la Santa Corriente de la Luz no nacieron nunca, y nunca pueden morir.*

Notas

Notas

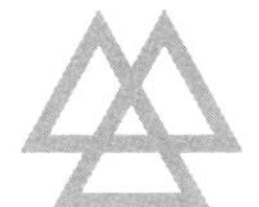

TERCERA PARTE

Pérdida

*La pérdida más grande es lo que muere en
nuestro interior mientras estamos vivos.*

Norman Cousins, periodista político[1]

La pérdida es una experiencia universal.

Es inevitable. Es ineludible. Y es natural. Todos perdemos algo cada día de nuestra vida. A veces, nuestras pérdidas son tan sutiles que son casi imperceptibles. Desde que somos niños, por ejemplo, vemos que el «progreso» va cambiando el aspecto de las casas, calles, tiendas y cines que nos rodean. Si bien el cambio que supone la construcción de un nuevo centro comercial o la pérdida de nuestra cafetería favorita puede parecer insignificante en el momento en que se produce, cuando juntamos esos cambios y miramos hacia atrás descubrimos que el vecindario que recordamos es apenas reconocible en comparación con la versión actual de nuestro entorno.

Aunque nuestra lógica nos diga que es natural que nuestro entorno cambie, rara vez les damos a nuestras emociones la oportunidad de ponerse al día y adaptarse al cambio. En nuestra cultura, se espera que sencillamente «sigamos la corriente» y aceptemos la transformación. Sin embargo, la verdad es que necesitamos tiempo para adaptarnos. Necesitamos tiempo para aclimatarnos al vacío que deja en nuestra vida y en nuestro corazón la pérdida de aquello con lo que estábamos familiarizados.

Si bien la pérdida de un entorno familiar rara vez detiene en seco nuestras actividades cotidianas, hay otros tipos de pérdida que sí lo hacen, como la pérdida de un hijo, un compañero de vida, un padre o un amigo o colega a quien queríamos. Incluso cuando sabemos de antemano que nuestro ser querido va a abandonar este mundo de forma inminente y nos hemos preparado para esa pérdida, toda la preparación del mundo no es capaz de evitar el dolor. La pérdida duele. El dolor es muy real, y la razón del dolor es lo que hace que este conjunto de códigos de sabiduría sea tan potente.

POR QUÉ ES DOLOROSA LA PÉRDIDA

Cuando un ser querido está con nosotros en su cuerpo, creamos una energía al fusionar nuestra conciencia y nuestros sentimientos mutuos. Esto es más que una metáfora: este campo energético, muy real y medible, es el resultado de los campos bioeléctricos, biomagnéticos y fotónicos que emitimos desde las células de nuestra sangre, órganos y tejidos. Conocemos esta energía como el sentimiento que experimentamos cuando nos encontramos con un amante o con un amigo querido, por ejemplo, en una cafetería para tomar un té o un café. En el instante en que vemos a esa persona, nuestros ojos se iluminan, aparece una gran sonrisa en nuestra cara y sentimos una especie de hormigueo, pues nuestra energía ha cobrado vida.

Y así como un gran montón de galletas de mantequilla de cacahuete con cacao refleja la calidad de los ingredientes que hemos incluido en la mezcla (y su cantidad), es ese brillo, esa sonrisa y ese hormigueo lo que revela el tipo muy específico de energía que creamos en presencia de nuestros seres queridos. Y es precisamente por el hecho de que este campo de energía es tan real por lo que experimentamos mucho dolor cuando se disuelve con motivo del fallecimiento de esa persona. Cuando perdemos a un ser querido, el campo de energía que hemos creado juntos comienza a desintegrarse. Esto es inevitable, porque la energía emanada del cuerpo de la otra persona, fundamental para mantener cohesionado ese campo, ya no existe.

Así como el agua y el azúcar se fusionan en un sistema fluido cuando se combinan, los campos que creamos vinculados a nuestras relaciones basadas en las emociones son fluidos y maleables. Estos campos cambian con nuestros estados de ánimo, la frecuencia y la calidad de la comunicación, y la profundidad de la confianza. Y así como el sistema del azúcar y el agua comienza a cambiar si el agua se empieza a evaporar, la energía vinculada a la relación toma una nueva forma en ausencia del ser querido, especialmente si este ha muerto. A menudo, las personas reflejan este hecho diciendo que sienten como si se les hubiese «arrancado» algo, o que se sienten incompletas y «vacías», cuando han perdido a alguien cercano. Están diciendo la verdad: el vacío es real, y resulta de la pérdida de la energía que se creó en su momento en presencia de la persona ausente (a veces, incluso a distancia).

ACEPTAR EL FINAL

Es la sensación de final lo que define el poder que tiene la pérdida en nuestra vida. Cuando perdemos a un ser querido, sentimos ese final al darnos cuenta de que ese cuerpo que una vez tocamos y abrazamos, con el que reímos y lloramos, ya no existe. Nuestros sentidos lidian con el hecho de que en un momento dado alguien está con nosotros en el mundo, respirando el mismo aire que nosotros respiramos y compartiendo todo aquello que define nuestra condición humana, y luego, en el momento siguiente, esa persona se ha ido. Es la sensación emocional de final vinculada a nuestra pérdida lo que nos confronta frontalmente y nos promete que nunca volveremos a ser los mismos.

Nuestros sentimientos nos dicen la verdad. Es literalmente imposible que volvamos a ser los mismos, porque nuestro ser querido fue el catalizador de una forma de ser que no puede seguir existiendo. Es la inmensidad de esta comprensión y el grado en que incorporamos la profundidad de su significado lo que determina el poder que encontraremos en nuestro duelo. Una vez que aceptamos estos hechos y su significado, nos encontramos en la encrucijada de tener que elegir entre una de dos opciones. Ambas son potentes.

Una opción es la de negar nuestro dolor. En nuestra negación, intentamos vivir cada día como si fuéramos la misma persona; intentamos vivir en el mismo mundo como lo hacíamos antes de perder a nuestro ser querido. La segunda opción consiste en aceptar nuestro dolor. En nuestra aceptación, abrimos la puerta a la sanación que el dolor trae a nuestra puerta. Al estar dispuestos a aceptar nuestra pérdida, sanamos.

LA PÉRDIDA PUEDE ENSEÑARNOS A AMAR

El filósofo griego Aristóteles señaló que «la naturaleza aborrece el vacío».[2] Hizo esta declaración a partir de su observación de que la naturaleza no permite que nada esté vacío durante mucho tiempo. Cuando se quitan los árboles de una ladera, empieza a crecer hierba en ese lugar; cuando se quita el agua de un recipiente, este se llena de aire; y el equilibrio perfecto que nos esforzamos por mantener en nuestra vida se ve afectado por la instrucción fundamental de la naturaleza de que se produzcan movimientos y cambios. La ciencia moderna apoya la observación de Aristóteles. Las ecuaciones que describen los sistemas fractales, por ejemplo, confirman que el equilibrio dará paso al caos en la búsqueda de un equilibrio de mayor magnitud. Ocurre lo mismo con el vacío que experimentamos como resultado de haber perdido a alguien a quien amamos y que nos importa. Surgen y prosperan nuevas relaciones para llenar el vacío que nos han dejado los padres, amigos y amantes que hemos perdido.

Existe la posibilidad inexpresada de que cada uno de nosotros perdamos a las personas y las formas de vivir que más apreciamos. De hecho, esto es inevitable, porque nada dura para siempre. Es este hecho lo que garantiza que experimentaremos la pérdida en nuestra vida y el duelo que es su consecuencia, y también que encontraremos la forma de recuperarnos de las pérdidas. Tanto si se trata de la pérdida de un amigo o un ser querido como si se trata de la pérdida de una comunidad y toda una forma de vida, el resultado es el mismo. El duelo es el sistema de apoyo que nos brinda la naturaleza para reconciliarnos con las pérdidas y ayudarnos a seguir adelante de una manera saludable. También es la manera que tiene la naturaleza de hacernos sentir nuestra aflicción aunque seamos reacios a experimentar este sentimiento.

La única forma de sanar de la pérdida es sentir lo que significa para nosotros la ausencia de ese alguien o ese algo que amamos. Existe una relación directa entre el trauma emocional del duelo y el grado en que nos permitimos sentir nuestra pérdida: cuanto más profundo es el dolor, más potentes son los sentimientos, y con mayor profundidad debemos entrar en nosotros mismos para encontrar el amor que nos permita trascender el dolor. A través de nuestro duelo descubrimos una capacidad de amar más profunda, que tal vez nos sorprenda.

En la Antigüedad hubo personas que identificaron formas de pensar sobre la pérdida que hacían que fuera más fácil experimentar los sentimientos y hacer el duelo. Estas perspectivas no podían cambiar la causa de las heridas más profundas de la vida. No podían cambiar el hecho de que había maridos que morían en la batalla, que había esposas que morían al dar a luz y que misteriosas enfermedades se llevaban a amigos y seres queridos que se encontraban en la flor de la vida. Pero cuando invitaban a los códigos de sabiduría de sus respectivas tradiciones a intervenir en su vida, descubrían una perspectiva saludable que les permitía superar la pérdida que estaban sufriendo.

UNA TRAVESÍA EN SOLITARIO

A través del duelo que sigue a la pérdida experimentamos temporalmente un *shock* emocional y fisiológico. E incluso cuando estamos rodeados de amigos y seres queridos que tienen las mejores de las intenciones y nos dan su apoyo, en última instancia debemos pasar solos por el proceso del duelo (igual que ocurre con el miedo, como veíamos en la segunda parte). Nadie puede hacer el duelo por nosotros; es una travesía en solitario.

Esta travesía suele llevarnos a un campo de batalla interior donde descubrimos emociones en conflicto y la sensación de estar vacíos, insensibilizados y aislados.

Con nuestras emociones en conflicto aparecen las preguntas aparentemente interminables que se repiten incansablemente en nuestra mente; entre ellas: «¿Alguna vez me sentiré mejor?», «¿Qué hago ahora?, «¿Por qué sucede esto?».

Hay una fuerza que solo se puede conocer en presencia de la pérdida y el duelo. Y con esa fuerza acuden, como recompensa, los grados más profundos de dominio personal que nos ofrece la vida.[3]

Notas

Código de sabiduría núm. 9

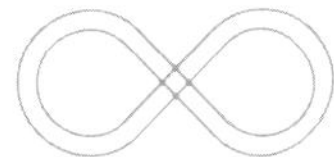

Otagaki Rengetsu

9.º CÓDIGO DE SABIDURÍA: La impermanencia de este mundo flotante, la siento una y otra vez. Lo más duro es ser aquel [aquella] a quien dejan atrás.

USO: Este código nos recuerda que incluso sabiendo que todas las cosas son temporales, soportar la pérdida de un ser querido no deja de ser una de las experiencias más difíciles.

FUENTE: Otagaki Rengetsu, monja budista de renombre.[1]

El principio de la impermanencia reconoce que vivimos en un mundo dinámico en que el cambio es constante, y precisamente porque nada es estático, no podemos esperar que nada dure para siempre.

LA PÉRDIDA DESDE LA PERSPECTIVA BUDISTA

Para aliviar nuestro sufrimiento frente a la pérdida, las enseñanzas budistas nos invitan a considerar nuestro dolor dentro del contexto más amplio de un modelo universal de la experiencia humana. Este modelo se conoce como las *tres marcas de la existencia*, que son las siguientes:[2]

- La impermanencia.
- El sufrimiento.
- La ausencia de yo.

Para exponerlo en pocas palabras, ocurre que, cuando sufrimos, la causa de nuestro dolor es el apego: nuestra ilusión de que algo, algún lugar o alguien continuará existiendo de una manera que cumpla con nuestras expectativas. La tercera marca de la existencia, aceptar la ausencia de yo, es la solución para trascender nuestro sufrimiento. La ausencia de yo se define como un estado de iluminación que alcanzaremos al liberarnos de nuestra identidad personal, el ego, a cambio de participar de una identidad más amplia e inclusiva. En esta identidad expandida nos vemos a nosotros mismos como parte del mundo que nos rodea, y no separados de él. Al acoger esta versión más consciente de nosotros mismos, nos liberamos del sufrimiento que es el resultado del apego.

LA PERSPECTIVA DE UNA MONJA BUDISTA

Las enseñanzas del budismo suelen remitirnos a las palabras y remedios del mismo Buda cuando el objetivo es sanar el sufrimiento debido a la pérdida de un ser querido. El noveno código de sabiduría nos ofrece algo diferente. Si bien sus raíces están firmemente asentadas en la filosofía budista, este código nos invita a efectuar unas consideraciones que van más allá de los obvios recordatorios de que vivimos en un mundo caracterizado por la impermanencia y el sufrimiento. Aun reconociendo estas verdades, este código va más a lo profundo y nos invita a tomar en consideración una dimensión más íntima y exclusivamente humana en cuanto a lo que padecemos debido a nuestra pérdida.

Este código de sabiduría se atribuye a Otagaki Rengetsu, una monja budista nacida en 1791. Además de hacerse monja a los treinta años, Rengetsu fue también una alfarera famosa, una calígrafa experta y una pintora respetada, así como una de las grandes poetas del siglo XIX. El noveno código de sabiduría es un ejemplo de su trabajo, y en él resume dos de los principios fundamentales del budismo:

La impermanencia de este mundo flotante, la siento una y otra vez.

Lo más duro es ser aquel [aquella] a quien dejan atrás.

Si analizamos este código nos damos cuenta de la finura de su significado y del poder que transmite en su concisión. Extraído del libro *Rengetsu: Life and Poetry of Lotus Moon* [Rengetsu: vida y poesía de Luna de Loto], compilado por el traductor John Stevens, el primer verso del poema sigue la pauta del pensamiento budista tradicional y nos recuerda la naturaleza temporal de todas las cosas:

La impermanencia de este mundo flotante, la siento una y otra vez.

Sin embargo, después de referirse a la impermanencia de la vida, a continuación revela por qué siente el impacto repetido de la pérdida. La razón es que todas las cosas, independientemente de lo viejas, confiables, sostenibles o amadas que sean, son temporales en el mejor de los casos. Es precisamente debido a la naturaleza temporal de todas las cosas, lo cual incluye a nuestros seres queridos, por lo que Rengetsu dice que ella experimenta la impermanencia «una y otra vez». Como todos nosotros. Cada vez que padecemos el sufrimiento que resulta del vacío generado por nuestra pérdida, recordamos una certeza universal: que vivimos en un mundo en el que nada dura para siempre.

Es en el segundo verso del poema donde Rengetsu se desvía de la objetividad budista tradicional del observador para reflejar la humanidad del que tiene la experiencia. Expresa un sentimiento universal cuando declara lo que significa para ella, en un nivel muy íntimo, la impermanencia que experimenta:

Lo más duro es ser aquel [aquella] a quien dejan atrás.

Aquí tenemos la sensación de que está hablando desde la verdad de la experiencia personal y de que, al hacerlo, está hablando por el colectivo humano. Aun sabiendo que nada dura para siempre, la parte más difícil de la travesía de la pérdida viene cuando encontramos que nos han dejado atrás, al desaparecer nuestros seres queridos como resultado de su carácter impermanente.

El poder de este código de sabiduría es que al expresar la profunda verdad de nuestra pérdida, estamos reconociendo nuestro dolor interno. Y es precisamente este reconocimiento lo que nos libera de quedar atrapados en nuestras emociones, al tiempo que impulsa nuestra sanación.

CÓMO USAR EL 9.° CÓDIGO DE SABIDURÍA

Los códigos de sabiduría son potentes cuando se repiten y cuando esto se hace de manera afirmativa; ello contribuye a que el código se imprima en la mente subconsciente. Cuando creamos la armonía entre el corazón y el cerebro, como se describe en el apartado «Cómo utilizar los códigos de sabiduría» (ver la página 25), establecemos una «línea directa» de comunicación con la mente subconsciente.

Desde un espacio de armonía entre el corazón y el cerebro, recita este código verso por verso, ya sea en silencio para tus adentros o en voz alta, hasta que experimentes que tu sentimiento de aflicción cambia. Lo fundamental es decir este código enfocándose en la conciencia, la respiración y el sentimiento de corazón en lugar de pronunciarlo desde la mente.

- *La impermanencia de este mundo flotante, la siento una y otra vez.*
- *Lo más duro es ser aquel [aquella] a quien dejan atrás.*

Notas

Código de sabiduría núm. 10

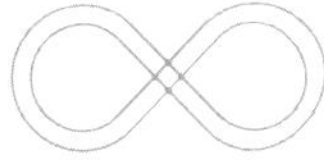

Buda

10.° CÓDIGO DE SABIDURÍA: Solo perdemos aquello a lo que nos aferramos.

USO: Este código nos recuerda que nuestro sufrimiento en tiempos de pérdida es el resultado de nuestro apego a lo que es impermanente.

FUENTE: Un resumen coloquial, muy utilizado, del principio budista del desapego.

En todos los aspectos (desde el ADN de nuestras células y las relaciones que mantenemos hasta las sociedades en las que vivimos), formamos parte de un universo vivo que está en constante movimiento, apareciendo, desapareciendo y generando un cambio dinámico. El budismo nos recuerda que nuestra experiencia de la pérdida proviene de nuestra percepción de la vida, el entorno y las relaciones dentro del contexto de este cambio. Como vimos en la segunda parte, dedicada al miedo, es imposible que algo desaparezca realmente en el sentido de que deje de existir, de que sea «aniquilado». Cuando sentimos que hemos perdido a alguien o algo, no ocurre tanto que ha desaparecido del mundo como que tenemos la percepción de que ha desaparecido.

Las relaciones que mantenemos en la vida son un baile de energía. Son intemporales y constantes. A veces conscientemente, y a menudo no, las parejas que bailan con nosotros nos llevan a realizar nuestro mayor destino posible, o a sucumbir a las profundidades de la fatalidad. Lo más relevante es que el acuerdo se basa en sinergias que se superponen en un momento dado. La expectativa de que la sinergia continuará, sin experimentar cambios, a lo largo del tiempo (nuestro apego al carácter duradero de la armonía), es la razón por la que sufrimos cuando esa sinergia deja de producirse.

EL EQUILIBRIO FRENTE A LA ARMONÍA

Siempre ocurre lo mismo: justo cuando creemos que hemos creado el equilibrio perfecto en nuestra vida (cuando hemos puesto una marca de verificación [✓] al lado de la lista de cosas que queríamos: la relación perfecta, el trabajo perfecto, el hogar perfecto y el plan económico perfecto para nuestro futuro), aparece algo aparentemente de la nada y lo cambia todo. Y aunque te sorprenda lo que voy a decir, ese «algo» no es la madre naturaleza.

Como hemos visto anteriormente, lo que experimentamos como equilibrio es un estado temporal de *armonía* que se produce en un mundo en el que todo está fluyendo constantemente.[1] Hay que hacer una distinción muy importante entre *equilibrio* y *armonía*. En un sistema en que el equilibrio sea perfecto, no puede ocurrir nada. Nada puede moverse y nada puede cambiar, porque cuando el equilibrio es perfecto, no se producen cambios. Por esta razón, el equilibrio rara vez tiene lugar; y cuando acontece, es fugaz. La naturaleza es dinámica. En la naturaleza, la consecución del equilibrio en un sistema es el detonante que desencadena el cambio en ese sistema.

Por ejemplo, no es el equilibrio en la vida silvestre lo que mantiene un ecosistema. En un bosque, rara vez existe un equilibrio perfecto entre los depredadores y las presas. No puede haberlo: el tamaño, la ubicación y la resiliencia de varias poblaciones siempre está cambiando. La naturaleza se esfuerza más bien por conseguir que exista *armonía* en el sistema. Es la armonía cambiante entre los coyotes y los conejos, por ejemplo, o entre los pájaros y los insectos, lo que mantiene a las poblaciones bajo control, a pesar de que su tamaño relativo siempre esté cambiando. El desequilibrio que hay en el sistema se convierte en el desencadenante del cambio.

De manera similar, aunque pienses que quieres alcanzar el equilibrio en tu vida, es probable que aquello a lo que estás aspirando en realidad sea más bien la armonía: la armonía entre la familia y la carrera, entre el ocio y el trabajo, entre la pareja y los amigos. Y la clave para la armonía es dejar espacio para el cambio en la propia vida. Este principio es el tema subyacente al décimo código de sabiduría, que refleja un pensamiento budista tradicional.

10.º CÓDIGO DE SABIDURÍA: LA FUENTE

Aunque se acostumbre a decir que el décimo código de sabiduría constituye una cita directa de palabras de Buda, esto no es cierto. Si bien la redacción de este código es acorde con las enseñanzas de Buda, hasta donde alcanza mi conocimiento no hay ningún libro, capítulo o versículo de ningún texto sánscrito antiguo que refleje estas palabras. El décimo código de sabiduría es más bien un resumen, usado habitualmente, del principio budista del desapego y lo que este significa cuando se experimenta una pérdida. Este código proporciona una nueva perspectiva con respecto a la pérdida y cómo sanar el sufrimiento derivado de ella a través de las *tres marcas de la existencia* descritas anteriormente, en el noveno código de sabiduría.[2]

En síntesis, la *primera marca de la existencia* establece directamente la impermanencia de todo y nos recuerda que todas las cosas, todas las personas y todas las relaciones son temporales. La *segunda marca de la existencia* establece directamente que nuestro sufrimiento es el resultado de nuestro apego a eso que es temporal por naturaleza: ciertas personas, relaciones y condiciones. La *tercera marca de la existencia* es una conclusión implícita derivada de las dos primeras marcas. También es el origen del poder y la sanación que son posibles con el décimo código de sabiduría.

La tercera marca de la existencia se conoce como la *doctrina del no-yo* (*anatman* en sánscrito). Establece que la clave para sanar en nuestro período de duelo es renunciar al aspecto de nosotros mismos que está experimentando el sufrimiento: el ego que quiere que nuestras amistades, relaciones, familias y circunstancias de la vida estén sujetas a una existencia estática. Para renunciar a esta parte de nosotros mismos, debemos aceptar la mayor expresión de nosotros mismos que es el no-yo, o ausencia de yo. Con esta identidad nueva y ampliada, nos vemos como parte del mundo que nos rodea, y no separados de él. Al formar parte de todo lo que sabemos y experimentamos, es imposible que podamos perder realmente algo.

LA SANACIÓN DE DOS ILUSIONES

Al encarnar la versión más consciente de nosotros mismos que ofrece la tercera marca de la existencia, empezamos a sanar de dos ilusiones: por una parte, la ilusión de que realmente *tenemos* a otra persona y de que realmente «poseemos» un lugar, una mascota o la tierra en la que vivimos; por otra parte, la ilusión que es el hábito que tenemos de aferrarnos a alguien o algo como si eso tuviese que ser un elemento permanente en nuestra vida. Al sanar de estas ilusiones, cambiamos lo que la experiencia de la pérdida significa para nosotros; y cuando hacemos esto, finalmente damos un nuevo significado al sufrimiento derivado de nuestra pérdida.

Hay algo que quiero dejar muy claro: este código de sabiduría no es una invitación a que permanezcamos indiferentes frente a las pérdidas que, inevitablemente, experimentaremos. No tiene la intención de subestimar ni negar de ninguna manera el dolor que sentimos por la pérdida de un amigo, una mascota o un ser querido. Su objetivo es aliviar la carga de nuestras pérdidas cuando tienen lugar.

El poder del décimo código de sabiduría es que nos da una razón para pensar de una manera diferente sobre las personas, los lugares y las cosas que nos dejan. No podemos cambiar la realidad de esa ausencia; ahora bien, cuando afrontamos una pérdida, tenemos dos opciones. Una de ellas es permanecer enganchados a nuestros sentimientos de injusticia, fracaso y tragedia en relación con lo que hemos perdido. La otra opción es aceptar la pérdida y permitir que la sanación que necesitamos llene el vacío.

CÓMO USAR EL 10.° CÓDIGO DE SABIDURÍA

El décimo código de sabiduría es un enunciado informal que nos recuerda cuál es la causa de nuestro sufrimiento cuando afrontamos una pérdida y cuál es el remedio que nos permitirá trascender dicho sufrimiento. Los códigos de sabiduría son potentes cuando se repiten y cuando esto se hace de manera afirmativa; ello contribuye a que el código se imprima en la mente subconsciente. Cuando creamos la armonía entre el corazón y el cerebro, como se describe en el apartado «Cómo utilizar los códigos de sabiduría» (ver la página 25), establecemos una «línea directa» de comunicación con la mente subconsciente.

Desde un espacio de armonía entre el corazón y el cerebro, recita este código, ya sea en silencio para tus adentros o en voz alta, hasta que experimentes que tu sentimiento de aflicción derivado de tu pérdida experimenta un cambio. Puedes elegir entre el modelo original, en que la declaración es genérica, o el modelo personalizado, en el que uno asume como propia la declaración. Lo fundamental es que adoptes este código enfocándote en la conciencia, la respiración y el sentimiento de corazón en lugar de pronunciarlo desde la mente.

El modelo original del 10.º código de sabiduría

- *Solo perdemos aquello a lo que nos aferramos.*

El modelo personalizado del 10.º código de sabiduría

- *Solo pierdo aquello a lo que me aferro.*

Notas

Código de sabiduría núm. 11

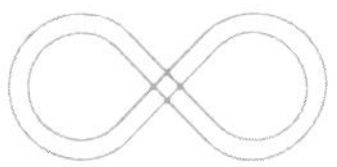

El mantra *pavamana*

11.º CÓDIGO DE SABIDURÍA: Llévame de lo irreal a lo real. Llévame de la oscuridad a la luz. Llévame de la muerte a la inmortalidad. Que haya paz, paz, paz.

USO: Este código tiene la forma de un canto o un mantra, y está concebido para ayudarnos en tiempos de pérdida y duelo.

FUENTE: Brihadaranyaka upanisad.[1]

Durante casi tres mil años, los antiguos upanisads no han dejado de ser una fuente primordial de consuelo, sanación y sabiduría dentro de la tradición hindú. El poder de estos textos y la sanación que nos ofrecen cuando experimentamos una pérdida se encuentran en el nombre de los propios textos. En sánscrito, la palabra *upanisad* significa 'estar cerca' (*upa*) y 'sentarse' (*ni-sad*), lo cual refleja literalmente la forma en que se ofreció originalmente la sabiduría védica: a aquellos que estaban sentados en presencia de un maestro.

Una de las razones por las que estos textos gozan de tan alta estima desde hace casi tres milenios es que, en lugar de ofrecer una doctrina en forma de información estructurada procedente de una fuente invisible y ultraterrena, reflejan la sabiduría obtenida por maestros que han aprendido lo que saben. Estos maestros son seres humanos como nosotros que comparten experiencias reales y aspectos de su vida personal.

El undécimo código de sabiduría, el mantra *pavamana*, se encuentra en el Brihadaranyaka, uno de los principales upanisads, y es un tratado dedicado al concepto de *atman* (el concepto hindú del alma o el yo). Según John Campbell, exprofesor de estudios religiosos en la Universidad de Virginia, este mantra habla de la «transformación del individuo y su entorno».[2] Y la sanación de la pérdida personal implica una transformación, ineludiblemente.

En presencia del vacío emocional generado por la pérdida de algo o alguien a quien amamos, experimentamos un cambio. Ya no permaneceremos en el mundo siendo la misma persona que éramos en el momento anterior a la pérdida. Sería imposible, porque la fórmula que definía el mundo tal como lo conocíamos, que incluía a nuestro ser querido, ha cambiado.

En este cambio encontramos nuestra propia batalla, y en la resolución de esta batalla descubrimos nuestra nueva identidad. En este contexto, el undécimo código de sabiduría puede ser un catalizador potente de nuestra sanación. Una mirada atenta a este canto y al significado de cada enunciado nos proporciona las claves que nos ayudan a reconocer y acoger el poder que tiene esta sabiduría védica cuando estamos afrontando una pérdida.[3]

Primer enunciado: Llévame de lo irreal a lo real

Esta frase es una invitación al lector (o al recitador) a que permita que la verdad más profunda de la naturaleza ilusoria de la vida (lo irreal) dé paso a lo que ya sabemos en nuestro corazón que es la naturaleza real, aunque transitoria, del mundo, nuestro entorno y la vida de nuestros seres queridos.

Segundo enunciado: Llévame de la oscuridad a la luz

Esta frase constituye un recordatorio de que así como la ilusión (algo irreal) da paso a la verdadera naturaleza del mundo (lo real), la oscuridad y el sufrimiento derivados de nuestras pérdidas dan paso a la luz, es decir, a la aceptación y la sanación de la verdadera naturaleza de nuestra esencia.

Tercer enunciado: Llévame de la muerte a la inmortalidad

Esta frase supone el final de una secuencia jerárquica que, empezando con la primera frase, ha mostrado una aplicación progresivamente profunda e íntima de nuestra sanación. Esta secuencia nos ha llevado desde la macrovisión del cosmos y la naturaleza de la realidad, pasando por los componentes cotidianos de la oscuridad y la luz que nutren la realidad de este mundo, hasta una microperspectiva íntima de la oscuridad y la luz que hay en nuestra vida, expresada como la muerte frente a la inmortalidad.

Cuarto enunciado: Que haya paz, paz, paz

Esta frase constituye la culminación y el cierre del canto y el objetivo de su aplicación. Como el sánscrito no se puede traducir directamente al inglés [ni al español], la palabra original que cierra este canto, *shaantih*, puede significar 'paz', pero también 'calma', 'descanso' o 'tranquilidad'. Todos estos términos reflejan el objetivo que es la aceptación de las pérdidas que experimentamos en la vida.

CÓMO USAR EL 11.º CÓDIGO DE SABIDURÍA

Los códigos de sabiduría son potentes cuando se repiten y cuando esto se hace de manera afirmativa; ello contribuye a que el código se imprima en la mente subconsciente. Cuando creamos la armonía entre el corazón y el cerebro, como se describe en el apartado «Cómo utilizar los códigos de sabiduría» (ver la página 25), establecemos una «línea directa» de comunicación con la mente subconsciente.

Desde un espacio de armonía entre el corazón y el cerebro, recita este código enunciado por enunciado, ya sea en silencio para tus adentros o recitándolo en voz alta, hasta que experimentes que tu sentimiento de aflicción cambia. Lo fundamental es decir este código enfocándose en la conciencia, la respiración y el sentimiento de corazón en lugar de pronunciarlo desde la mente.

Algunas personas encuentran que recitar los mantras de los upanisads en el idioma sánscrito original les proporciona una sanación incluso mayor cuando usan este antiguo mantra. Se expone a continuación el código en su totalidad, primero en español, y a continuación las palabras en sánscrito.

Traducción al español

- *Llévame de lo irreal a lo real.*
- *Llévame de la oscuridad a la luz.*
- *Llévame de la muerte a la inmortalidad.*
- *Que haya paz, paz, paz.*

Palabras originales en sánscrito

- *Om Asato Maa Sad-Gamaya.*
- *Tamaso Maa Jyotir-Gamaya.*
- *Mrtyor-Maa Amrtam Gamaya.*
- *Om Shaantih Shaantih Shaantih.*

Notas

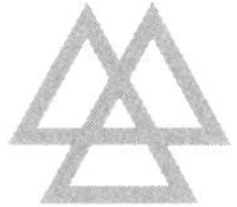

Fuerza

Ve hacia dentro todos los días y encuentra la fuerza interior que te permita evitar que el mundo apague tu llama.

KATHERINE DUNHAM, ANTROPÓLOGA Y BAILARINA[1]

«Ahora has encontrado las condiciones en las que el deseo de tu corazón puede convertirse en la realidad de tu ser. Permanece ahí hasta que adquieras *una fuerza* en ti que nada pueda destruir». Un misterioso monje reveló con estas palabras la gran fuente de poder que nos espera a cada uno de nosotros cuando acojamos el potencial interior relativo a nuestra fortaleza emocional.

El estudiante que recibió el mensaje fue el explorador y místico decimonónico George Ivanovich Gurdjieff, a menudo conocido simplemente como Gurdjieff. Su maestro era un miembro de la misteriosa Hermandad Sarmoung, una secta legendaria y mística que Gurdjieff buscó y localizó oculta en las montañas de Asia Central.[2] Las condiciones a las que hacía referencia el maestro son el poder de la *fuerza* interior que todos tenemos a nuestra disposición y la *elección* que efectuó Gurdjieff de aprovechar esa fuerza para realizar su mayor potencial.

LA ELECCIÓN Y LA FUERZA INTERIOR

Existe una relación directa entre nuestra fuerza interior y el acto de elegir. Esta relación nos recuerda que, independientemente de los desafíos que debamos afrontar en nuestra vida, siempre tenemos el poder de elegir cómo responder a lo que esta nos depara. Y el poder de nuestras elecciones es el origen de nuestra fuerza interior. Si no tenemos este poder, es fácil que nos sintamos bloqueados, desamparados y atrapados en nuestras circunstancias.

Antes de que Gurdjieff pudiera embarcarse en su anhelado camino místico para destapar sus puntos fuertes más profundos, debía darse un cambio en su forma de pensar. En primer lugar, tenía que efectuar la elección de permitir que su sistema de creencias del momento fuese reemplazado por el conocimiento que le había revelado la Hermandad Sarmoung. Lo siguiente que debía elegir era permitir que ese conocimiento pasase a ser la sabiduría que dirigiese su vida. Gurdjieff efectuó esas elecciones y, al hacerlo, ejerció lo que son tal vez los dos poderes más grandes, aunque quizá también los menos comprendidos, de la experiencia humana: el poder de la elección y el del libre albedrío. Estos poderes están íntimamente conectados y, juntos, constituyen el origen de nuestra fuerza interior.

EL LIBRE ALBEDRÍO: ¿UNA ILUSIÓN O UNA REALIDAD?

La ciencia moderna apunta a que el libre albedrío es una experiencia que solo tenemos los humanos. Por lo que sabemos, ninguna otra forma de vida de la Tierra tiene la capacidad de reflexionar sobre las opciones que tiene a su disposición en un momento dado (la capacidad de preguntarse «¿qué pasaría si…?» a la hora de considerar las implicaciones de sus opciones) y, luego, elegir una a partir de sus consideraciones. Está claro que la facultad de elegir constituye una característica importante de nuestra humanidad. También es fundamental para que podamos alcanzar los grados más altos de dominio personal.

Para el propósito de este apartado, definiré el *libre albedrío* como la capacidad que tenemos de escoger entre las innumerables posibilidades que existen en una situación dada y, luego, poner en práctica lo que hemos elegido. En este contexto, ejercemos la capacidad del libre albedrío a través de las elecciones que llevamos a cabo cada día, a cada momento: los alimentos que elegimos para nutrir nuestro cuerpo, la forma en que elegimos pensar de los demás y cómo elegimos tratarlos, la forma en que elegimos permitir que nos traten los demás, nuestra elección de dar amor sin poner condiciones y nuestra elección de recibir el amor que nos llega. El tema de la elección, y de hasta qué punto podemos elegir en realidad, ha sido y sigue siendo el objeto de un acalorado debate en círculos académicos y filosóficos.

Según cierta perspectiva científica, no tenemos libre albedrío, en absoluto. Los defensores de esta corriente de pensamiento basan su opinión en la evidencia de que el *big bang* supuso el origen del universo. Afirman que, debido a que toda la materia estaba inicialmente conectada en un momento de singularidad, y puesto que la expansión que comenzó con esa singularidad sigue produciéndose actualmente, las acciones e interacciones en las que participa toda la materia del universo están determinadas por los sucesos que se desencadenaron una fracción de segundo después del *big bang*. Solo nos *parece* que tenemos libre albedrío, porque tenemos tantas posibilidades a nuestra disposición en un momento dado que probablemente nunca nos quedaremos sin opciones, y tenemos la impresión de que estas son infinitas.

Otra corriente de pensamiento científico propone que, en lugar de vivir en un universo determinista y ordenado que se puso en movimiento en el momento de su creación, moramos en un universo caótico. Desde esta perspectiva, no existe un orden universal y nuestras elecciones son verdaderamente aleatorias e infinitas dentro del contexto de las leyes de la física que gobiernan nuestro mundo físico.[3]

Si bien ambas perspectivas cuentan con respaldo científico, explorarlas en profundidad es más de lo que puedo hacer en esta breve introducción. Por este motivo, cuando utilizo la denominación *libre albedrío* estoy haciendo referencia a nuestra decisión de seguir un curso de acción dentro del contexto de lo que sabemos que es posible en cada situación. Una vez que reconocemos la existencia de la elección y el libre albedrío y el papel que tienen en nuestra vida, lo siguiente que cabe plantearse es cómo podemos utilizar ambas capacidades.

Esta es la cuestión que los tres códigos de sabiduría siguientes nos ayudan a abordar.

Notas

Notas

Código de sabiduría núm. 12

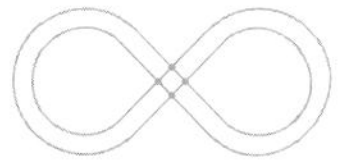

La oración de la belleza

12.° CÓDIGO DE SABIDURÍA: La belleza con la que vives, la belleza según la cual vives, la belleza en la que basas tu vida.

USO: Esta clave nos recuerda que la belleza existe en todas las cosas. Nuestro trabajo consiste en encontrar la belleza en las experiencias de la vida.

FUENTE: Esta es la versión informal de una antigua oración navaja.[1]

Hace cuatrocientos años, en los altos desiertos del suroeste de Estados Unidos, los grandes guardianes de la sabiduría de las familias navajas (*diné*) fueron puestos a prueba por varios factores extremos: el clima, los elementos y las tribus enfrentadas que los rodeaban. Debido a las dificultades derivadas de la sequía, el calor intenso y la falta de alimentos, los navajos se dieron cuenta de que debían transformar el poder de su dolor *interior* para soportar y trascender las duras condiciones de su mundo *exterior*. Su supervivencia dependía de que aprendiesen a hacerlo.

Reconocieron que las pruebas de la vida los llevaban a lo más profundo de su sufrimiento, pero también encontraron que las mismas pruebas ponían al descubierto sus puntos más fuertes. La clave para su supervivencia era que se sumergiesen totalmente en los desafíos de la vida, en lugar de intentar evitarlos, y que lo hiciesen sin perderse en la experiencia. Tenían que encontrar los anclajes emocionales dentro de sí mismos (las creencias centrales que les darían la fuerza para soportar sus pruebas) y el conocimiento de que vendrían días mejores. Desde el espacio de este poder interior, adquirieron la confianza que les permitió asumir riesgos y llevar a cabo los cambios que debían permitirles salir adelante en su mundo cambiante.

ENCONTRAR UN ANCLA EMOCIONAL

Nuestra vida actual tal vez no sea tan diferente de la vida de los pueblos nativos que deambulaban por los desiertos de América del Norte hace mucho tiempo. Aunque el entorno y las circunstancias han cambiado, aún seguimos encontrándonos en situaciones que sacuden los cimientos de nuestras creencias, ponen a prueba los límites de nuestra sensibilidad y nos desafían a superar aquello que nos lastima.

Desde los ciclos de noticias de la televisión por cable que nos bombardean con tragedias mundiales las veinticuatro horas de los siete días de la semana y el impacto de un clima que está cambiando, hasta el carácter disfuncional de unas medidas sociales y políticas que parecen absurdas, es fácil que nos dejemos llevar por el caos emocional que afecta a celebridades, amigos, familiares y compañeros de trabajo que están atrapados en el drama de las situaciones extremas de la vida. Estos son precisamente los momentos en que necesitamos una forma de pensar que nos conduzca a adoptar una perspectiva más equilibrada y saludable, es decir, los momentos en que necesitamos disponer de una brújula emocional para conservar la estabilidad. Los antiguos códigos de sabiduría que sirvieron a los navajos en su día pueden hacer lo mismo por nosotros actualmente si los invitamos a tener un papel en nuestra vida.

EL PODER OCULTO DE LA BELLEZA

Descubrimientos recientes realizados por la ciencia moderna se están sumando a un conjunto de indicios cada vez mayor que parecen indicar que la belleza es más que estética placentera; es un poder transformador. Más que un mero sustantivo con el que describir los colores de una puesta de sol o el arcoíris que aparece después de una tormenta en las postrimerías del verano, la belleza es una experiencia directa, sensual y capaz de alterar la vida. Y es una experiencia *nuestra*: se cree que los humanos somos la única especie del planeta que tiene la capacidad de percibir la belleza en el mundo circundante y de buscarla dentro de las experiencias de la vida diaria.

A través de nuestra experiencia de la belleza, se nos otorga la facultad de cambiar lo que sentimos en nuestro cuerpo. Y como se ha explicado anteriormente, nuestros sentimientos, a su vez, están directamente relacionados con la forma en que las neuronas «se conectan y se disparan»; también con la composición química de nuestras células y órganos, y con el mundo que hay más allá de nuestro cuerpo. Entonces, si decimos que la belleza tiene el poder de cambiar nuestra vida, ¡no es exagerado decir que la misma belleza tiene también el poder de cambiar nuestro mundo! La clave es elegir mirar más allá del dolor y el sufrimiento que se nos presentan en el momento y reconocer la belleza que ya existe en todas las cosas. Solo entonces desataremos el poder que tiene para nuestra vida el hecho de elegir la belleza.

LA ORACIÓN NAVAJA DE LA BELLEZA

A través de una elocuencia que es habitual en una sabiduría tan antigua, la tradición navaja describe una forma de ver los sucesos extremos de la vida que pone directamente sobre nuestros hombros la responsabilidad de nuestra felicidad y de nuestro sufrimiento. El duodécimo código de sabiduría refleja esta perspectiva y es conocido como la *oración de la belleza*. Este potente código constituye la oración de clausura de la ceremonia del *camino de la bendición*, una de una serie de seis ceremonias destinadas a traer armonía al cosmos y a todo lo que hay en él.[2] Las otras ceremonias de la serie son el *camino sagrado*, el *camino de la vida*, el *camino del mal*, los *ritos de la guerra* y el *camino de la caza*. Aunque el lenguaje del duodécimo código de sabiduría varía entre las transcripciones, y también en su formulación oral a medida que se va transmitiendo de generación en generación, el tema de la oración es siempre el mismo.

Para ofrecer la esencia de este código de la manera más simple y respetuosa posible, en este libro expongo una versión informal de uso diario que ofreció el artista y pintor navajo Shonto Begay en un artículo de revista que leí muchos años atrás. Begay formula el código en tres sintagmas, cada uno de los cuales expone una visión fundamental de la facultad que tenemos de cambiar la química del cuerpo e influir en la forma en que vemos nuestro mundo. También ofrezco una versión más larga y formal de la oración en el texto que sigue inmediatamente a esta presentación.

Begay expone así la esencia de la oración navaja de la belleza: «Decimos *nizhonigoo bil iina*, 'la belleza con la que vives, la belleza según la cual vives, la belleza en la que basas tu vida'». A través de estas palabras, los ancianos navajos han transmitido una sabiduría compleja durante siglos; han recordado así a su gente, y ahora nos recuerdan a nosotros, la conexión existente entre nuestros mundos interior y exterior, una conexión que la ciencia moderna no ha reconocido hasta fechas recientes. Cada sintagma de esta oración describe un aspecto de nuestra relación con la belleza y la repercusión que puede tener para nosotros el hecho de acogerla. Lo fundamental es que debemos invitar al poder de la belleza a nuestra vida. Un examen más pormenorizado de este código de sabiduría, sintagma por sintagma, revela los sutiles matices de la oración y por qué tiene tanto poder.

1.er sintagma: «La belleza con la que vives»[3]

Este sintagma es una clave que nos recuerda que no creamos la belleza que está presente en el mundo, sino que esta ya existe. Y aunque no todas las cosas son necesariamente bellas, la belleza se puede encontrar en todas las cosas y en todas las situaciones. Nuestro trabajo es descubrirla, buscarla incluso cuando no es evidente. Esto depende de una elección. Desde la pérdida profundamente personal de nuestros seres queridos hasta las crisis de salud y en las relaciones que aparecen en nuestra vida, hallar la belleza es la clave para encontrar sentido a los sucesos aparentemente absurdos que nos afectan. Además de contar con la sabiduría de los antiguos navajos, actualmente hay grandes maestros que nos aportan ejemplos vivos del poder que tienen nuestras elecciones.

La santa católica Teresa de Calcuta constituye un ejemplo perfecto de lo que quiero decir. La madre Teresa, o *madre*, como la llamaban las personas cercanas a esta gran mujer, aplicó a su vida la creencia que albergaba relativa a la belleza, una creencia tan noble como simple. Al hacerlo, cambió para siempre el antiguo estigma asociado a los llamados *intocables* de la India: los individuos olvidados, enfermos y moribundos que es habitual encontrar abandonados en las calles. Sin juzgarlas como «menos que» cualquier otro, ella y sus voluntarias de las Misioneras de la Caridad salían todas las mañanas a buscar a esos individuos, a los que llamaban *hijos de Dios*, por las calles de Calcuta. Las hermanas llevaban a esas personas, históricamente rechazadas por la sociedad india, y a veces incluso por sus propias familias, a los hospicios que crearon para darles dignidad, privacidad y belleza en las últimas horas de vida que les quedaban en la Tierra. Con este proceder, la madre Teresa encontraba la belleza donde pocas personas creían que pudiese existir.

Entre la suciedad de la basura y los escombros de las canaletas, el hedor y la descomposición de la comida podrida y los cadáveres inidentificables de los callejones, ella advertía un excremento de vaca en la calle. Creciendo en la boñiga, aparecía una flor colorida. En esa flor veía vida, y en esa vida encontraba belleza (elegía ver belleza) en las calles de Calcuta. Esta es la facultad de elección de la que disponemos en cuanto a la forma de ver la vida.

Cada vez que elegimos ver la belleza que es posible o que ya está presente en el dolor, la pérdida, las decepciones y las traiciones, estamos tomando la decisión de recuperar nuestro poder en lugar de dejar que sea la situación lo que nos defina. Cuando decimos «la belleza con la que vivo» (como alternativa a decir «la belleza con la que vives», para identificarnos más con la oración), estamos reconociendo este hecho y estamos tomando la decisión de ver la belleza que existe en todo.

2.º sintagma: «La belleza según la cual vives»

El segundo sintagma de la oración nos recuerda el importante papel que puede jugar la belleza en nuestra vida. Cuando vivimos buscando y esperando descubrir la belleza en todo lo que nos muestra la vida, comenzamos a ver las polaridades del mundo, y a vernos a nosotros mismos, desde una nueva perspectiva. Si bien no podemos cambiar lo que ya sucedió, al reconocer las tragedias de la vida también reconocemos que dentro de cada experiencia hay una belleza que equilibra los extremos.

La madre Teresa era una maestra a la hora de invitar a la belleza a su vida a diario. Su forma de vivir nos ofrece un hermoso modelo para que hagamos lo mismo.

3.ᵉʳ sintagma: «La belleza en la que basas tu vida»

Este sintagma es un código que nos guía más allá del solo hecho de encontrar la belleza que existe en todas las cosas. Nos lleva al siguiente paso, que es darle a esa belleza un mayor significado en nuestra vida. Sin palabras explicativas, sin razonarlo y sin justificarlo, los grandes maestros como la madre Teresa *eligen* ver la belleza en todas partes y en todas las cosas. Para ellos y ellas, la belleza ya está presente. Está en todas partes, siempre. Con su vida nos recuerdan que nuestro deber es descubrir esa belleza. La vida es nuestra oportunidad de buscar la belleza y de acoger la belleza que descubrimos en todas las cosas, desde las heridas más profundas hasta las mayores alegrías, para hacer de ella el referente en el que apoyamos nuestra vida y en el que nos sostenemos a nosotros mismos.

Cuando basamos nuestra vida en el principio de la belleza y permitimos que este pase a constituir la base de nuestra cosmovisión, experimentamos una transformación personal. Nuestra elección de regirnos por este principio reemplaza el dolor, la desesperanza y el miedo que experimentábamos por el poder transformador que la belleza hace posible. Esto ocurre realmente; no son «imaginaciones nuestras». Nuestra voluntad de ver la belleza en todas las cosas literalmente dirige a nuestras neuronas a reflejar esta elección. Nuestras células comienzan a buscar otras células que presentan el mismo equilibrio químico y se conectan para crear las nuevas rutas neuronales que elevan nuestra perspectiva por encima de la experiencia conflictiva.

A través de las palabras de un autor navajo cuyo nombre fue olvidado hace mucho tiempo, que se han transmitido de persona a persona y en el contexto de ceremonias durante siglos, el poder y la simplicidad de esta oración renueva nuestra esperanza cuando todo lo demás parece fallar.

LA TRADUCCIÓN COMPLETA DE LA ORACIÓN NAVAJA DE LA BELLEZA

En el anterior apartado he expuesto una versión breve y simplificada de la oración de la belleza, ofrecida por Shonto Begay. Ahora quiero compartir una versión formal de la misma oración.[4] Puedes utilizar cualquiera de las dos versiones como duodécimo código de sabiduría.

En tiempos de necesidad, cuando estoy tambaleándome debido a la conmoción que me ha provocado una tragedia mundial o la pérdida de un ser querido, o cuando siento el impacto emocional de una relación difícil, acostumbro a acudir a la versión breve de la oración de la belleza, porque no necesito buscarla o leerla en una hoja impresa. Es breve, directa y potente.

Sin embargo, en un entorno más formal, como cuando dirijo a un público numeroso en una oración, o cuando llevo a cabo una meditación prolongada en solitario y el tiempo no es un problema, utilizo la versión más larga. Esta es la traducción al español de la oración de la belleza en su versión íntegra:

En la belleza camino.
Con belleza delante de mí camino.
Con belleza detrás de mí camino.
Con belleza sobre mí camino.
Con belleza a mi alrededor camino.
Se ha convertido en belleza otra vez.
Se ha convertido en belleza otra vez.
Se ha convertido en belleza otra vez.
Se ha convertido en belleza otra vez.

La oración de la belleza es un código de palabras que constituye un modelo de cómo podemos elegir ver la belleza en la vida diaria. La aplicación es clara. Las instrucciones son precisas. En nuestra era muy tecnológica en la que nos conectamos a Internet y en la que existen unos circuitos miniaturizados que caben dentro del chip de una tarjeta de crédito, puede ser fácil que pasemos por alto el poder que nos aporta la elección. Dentro de la comprensión cuántica de un mundo en el que nuestras creencias internas se convierten en nuestro mundo externo, ¿qué tecnología podría ser más simple o potente que la facultad de elegir?

CÓMO USAR EL 12.° CÓDIGO DE SABIDURÍA

Los códigos de sabiduría son potentes cuando se repiten y cuando esto se hace de manera afirmativa; ello contribuye a que el código se imprima en la mente subconsciente. Cuando creamos la armonía entre el corazón y el cerebro, como se describe en el apartado «Cómo utilizar los códigos de sabiduría» (ver la página 25), establecemos una «línea directa» de comunicación con la mente subconsciente.

Desde un espacio de armonía entre el corazón y el cerebro, recita la versión de este código que más te atraiga en silencio o en voz alta, hasta que sientas que experimentas mayor fuerza y armonía en tus elecciones. En la traducción abreviada e informal al español, puedes utilizar la primera persona del singular en lugar de la segunda para personalizar más la oración. Lo fundamental es decir este código enfocándose en la conciencia, la respiración y el sentimiento de corazón en lugar de pronunciarlo desde la mente. Para tu comodidad, incluyo varias versiones de la oración de la belleza.

Traducción abreviada e informal al español

La belleza con la que vives.
La belleza según la cual vives.
La belleza en la que basas tu vida.

Traducción navaja abreviada e informal

Nizhonigoo bil iina.

Traducción completa y formal al español

En la belleza camino.
Con belleza delante de mí camino.
Con belleza detrás de mí camino.
Con belleza sobre mí camino.
Con belleza a mi alrededor camino.

Se ha convertido en belleza otra vez.
Se ha convertido en belleza otra vez.
Se ha convertido en belleza otra vez.
Se ha convertido en belleza otra vez.

Oración completa y formal en navajo

Hózhóogo náashaa doo.
Shitsiji' hózhóogo náashaa doo.
Shikeedee hózhóogo náashaa doo.
Shideigi hózhóogoo náashaa doo.
T'áá altso shinaagóó hózhóogo náashaa doo.
Hózhó náhásdlii'.
Hózhó náhásdlii'.
Hózhó náhásdlii'.
Hózhó náhásdlii'.

Notas

Notas

Código de sabiduría núm. 13

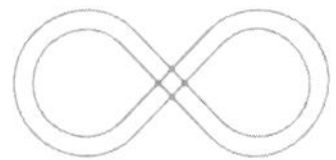

Mantra védico

13.ᵉʳ CÓDIGO DE SABIDURÍA:[1] *Om Namah Shivaya.*

USO: Este código es un mantra hindú tradicional que despierta la confianza en uno mismo para encontrar la fuerza y el propósito en la vida.

FUENTE: El Yajurveda (texto védico).

Los efectos y beneficios de salmodiar antiguos mantras hindúes están bien documentados en la literatura científica. Un informe de 2002 publicado en la *Corsini Encyclopedia of Psychology and Behavioral Science* [Enciclopedia Corsini de psicología y ciencias del comportamiento] hacía constar que los beneficios fisiológicos de repetir mantras incluían «menores niveles de tensión, una frecuencia cardíaca más lenta, una menor presión sanguínea, un menor consumo de oxígeno y una mayor producción de ondas alfa».

Si bien estas importantes relaciones entre sonidos, palabras y células pueden parecerles descubrimientos de vanguardia a algunos científicos modernos, hace mucho tiempo que en las antiguas tradiciones hindúes se sabe que el hecho de decir mantras tiene efectos potentes sobre el cuerpo y la mente. Antes de su muerte en 2010, el erudito védico Thomas Ashley-Farrand declaró lo siguiente:

> Los mantras tienen un efecto muy específico en nuestros estados mentales, emocionales, físicos y espirituales. Los sabios indios enseñan que estas meditaciones sonoras realmente pueden tener el poder de transformar nuestras circunstancias humanas, incluidas las relaciones, la salud, la felicidad, la carrera profesional, las finanzas y el éxito, por nombrar algunas.[2]

Teniendo en cuenta las tradiciones antiguas, así como las investigaciones modernas, no debería sorprendernos que el uso de los mantras se extienda a los niveles más profundos de la psique humana, además de reflejarse en las emociones y las constantes vitales del cuerpo.

EL MANTRA HINDÚ DE LA FUERZA

Uno de los cantos hindúes más utilizados es el antiguo mantra de la fuerza, *Om Namah Shivaya*. Este mantra empezó siendo uno de los mil ochocientos himnos conservados en los textos védicos como el Yajurveda y honra a Shiva, una de las tres principales deidades de la tradición hindú.

Trabajando en coordinación con Brahma, el creador, y Vishnu, el conservador, Shiva proporciona una importante armonía entre estas fuerzas primarias de una manera que hace que se lo conozca habitualmente como el *destructor*. Es debido a esta interpretación por lo que la sola mención del nombre de Shiva suele evocar muerte y destrucción.

Quizá una de las observaciones más conocidas de esta asociación fue la reacción de Robert Oppenheimer al presenciar la detonación de la primera bomba atómica en una prueba que se realizó el día 16 de julio de 1945. Conocido como el padre de la bomba atómica, Oppenheimer, que también era un ávido lector del clásico de la literatura hindú Mahabharata, pronunció estas palabras que el señor Shiva dice en el texto: «Ahora me he convertido en la muerte, en el destructor de mundos».[3]

En 2017 tuve la oportunidad de visitar la máquina más grande y compleja del mundo, el gran colisionador de hadrones del CERN, que se extiende a ambos lados de la frontera entre Francia y Suiza. Fue durante esa visita cuando descubrí por qué la destrucción asociada con Shiva es solo una parte de la historia. Conocido formalmente como Organización Europea para la Investigación Nuclear (Conseil Européen pour la Recherche Nucléaire en francés), el laboratorio de física del CERN representa uno de los mayores esfuerzos científicos cooperativos de la historia de la humanidad. El objetivo de la instalación es proporcionar la tecnología avanzada que permita explorar las leyes de la física que surgieron inmediatamente después de la formación del universo. Durante mi visita al CERN, me fascinó descubrir que el regalo que la India había hecho al laboratorio no tenía nada que ver con la tecnología avanzada, al menos en el sentido tradicional.

Elevándose sobre mí en un patio que separaba dos edificios había una escultura a gran escala de la forma danzante de Shiva conocida como Nataraja, que puede traducirse como 'señor de la danza'. El significado de esta forma de Shiva es el que me interesa aquí. Si bien es cierto que Shiva suele ser considerado el *destructor*, una exploración más profunda de la tradición hindú revela que a menudo recibe también el calificativo de *transformador*. Y aunque las cualidades *destrucción* y *transformación* se suelen usar indistintamente, puede ser más adecuado considerarlas como parte de una secuencia que como términos intercambiables.

La razón de ello es simple. Para que algo se transforme, a veces es necesario reemplazar lo que existe por una expresión nueva de eso mismo (una expresión superior, cabe esperar). Entonces, la versión anterior debe ser destruida para dar paso al nacimiento de la nueva. En este sentido, aunque puede parecer que Shiva destruye lo que existe en el presente, el objetivo no es la destrucción en sí, sino que esta es un paso hacia la revelación de lo nuevo que debe emerger.

Esta distinción es la razón por la cual el Gobierno indio eligió regalar una escultura de Shiva al CERN, en lugar de optar por alguna otra deidad. Los experimentos avanzados que ahí se realizan en el campo de la física están concebidos para sacar a la luz las verdades más profundas de nuestra existencia. Para llegar a esta nueva comprensión y descubrir los secretos de la creación, es necesario destruir partículas subatómicas haciéndolas colisionar a altas velocidades.

Esta distinción es también la razón por la cual el mantra Om Namayah Shivaya puede ser un código de sabiduría tan potente para nosotros. Al invocar el poder de Shiva en nuestra vida, destruimos nuestras viejas ideas de autolimitación y nos liberamos para transformarnos en nuevas expresiones de nosotros mismos que incorporan nuestros puntos más fuertes.

EL SIGNIFICADO DEL MANTRA

El antiguo canto Om Namah Shivaya sigue siendo uno de los mantras védicos más utilizados en la actualidad; es salmodiado y cantado por personas de todo el mundo. Su perduración se atribuye a su simplicidad, así como a su carácter universal. Como hemos visto con otros idiomas antiguos, no existe una correspondencia inequívoca entre las palabras del antiguo sánscrito y las del español moderno. Por este motivo, cualquier traducción solo refleja aproximadamente el significado original.

Las explicaciones siguientes pueden ayudarnos a comprender la intención de lo que estamos diciendo mientras recitamos este antiguo canto para obtener fuerza interior.

Om

Es la vibración original que existía antes de que se originase el universo. Como tal, este sonido primario representa a la vez la existencia pura de todo y la nada.

Namah

Esta palabra significa 'adornar' o 'inclinarse en adoración'. En el contexto del mantra, tiene el significado de homenajear la transformación de nuestras percepciones desde los sentimientos aprendidos de insuficiencia hasta la verdad profunda de nuestra fuerza interior.

Shivaya

Es una variante de *Shiva* que significa 'el ser interior'. Cada uno de nosotros poseemos las tres facetas de la trilogía hindú: Brahma, el creador; Vishnu, el conservador, y Shiva, el destructor y transformador. En este mantra, invocamos a nuestro Shiva interior, a esa parte de nosotros mismos que tiene el poder de transformar nuestra vida.

Tomados en conjunto, los elementos de este código de sabiduría tan antiguo, elocuente y simple constituyen una invitación que nos hacemos a nosotros mismos. En esta invitación, reconocemos tres atributos de nuestro ser:

- La existencia de nuestra fuerza interior.
- Nuestro coraje para traer a nuestra vida la fuerza que ya existe.
- El poder de usar nuestra fuerza para seguir adelante con las elecciones que efectuamos favorables a la transformación.

CÓMO USAR EL 13.ᴱᴿ CÓDIGO DE SABIDURÍA

Los códigos de sabiduría son potentes cuando se repiten y cuando esto se hace de manera afirmativa; ello contribuye a que el código se imprima en la mente subconsciente. Cuando creamos la armonía entre el corazón y el cerebro, como se describe en el apartado «Cómo utilizar los códigos de sabiduría» (ver la página 25), establecemos una «línea directa» de comunicación con la mente subconsciente.

Desde un espacio de armonía entre el corazón y el cerebro, recita o salmodia este código en silencio o en voz alta, hasta que sientas que experimentas un cambio en tu fuerza interior que va a permitirte transformar tus elecciones y tu vida. Lo fundamental es decir este código enfocándose en la conciencia, la respiración y el sentimiento de corazón en lugar de pronunciarlo desde la mente.

- *Om Namah Shivaya.*
- *Om Namah Shivaya.*
- *Om Namah Shivaya.*

Notas

Código de sabiduría núm. 14

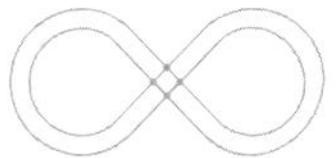

El salmo 23

14.º CÓDIGO DE SABIDURÍA: El Señor es mi pastor, nada me falta; en verdes pastos me hace descansar. Junto a tranquilas aguas me conduce; me induce nuevas fuerzas. Me guía por sendas de justicia por amor a su nombre.[1]

USO: Las palabras de este potente salmo han perdurado a través de los siglos como fuente de fortaleza y consuelo en tiempos de pérdida, duelo y necesidad.

FUENTE: La Biblia, Nueva Versión Internacional, salmo 23, versión abreviada.[*]

---

[*] Santa Biblia, Nueva Versión Internacional® NVI® *Copyright* © 1999, 2015 por Biblica, Inc.®. Usado con permiso de Biblica, Inc.® Reservados todos los derechos en todo el mundo.

Uno de los himnos más universalmente reconocidos y más habitualmente recitados de la Biblia cristiana es el salmo 23. Es habitual referirse a él utilizando la primera frase que contiene, «El Señor es mi pastor». Este salmo se usa con frecuencia en los servicios funerarios y conmemorativos para consolar a quienes lloran la pérdida de sus seres queridos. Un examen más detenido de la forma en que está construido el salmo, y de las palabras que lo constituyen, revela por qué esta oración destaca entre los ciento cincuenta himnos del libro de los Salmos.

EL SALMO 23, REINTERPRETADO

El salmo 23 fue compuesto por el bíblico rey David en una etapa temprana de su vida, cuando era un pastor que cuidaba a su rebaño de ovejas. Menciono este hecho porque la imaginería de este salmo se nos transmite a través de los ojos de un pastor de ovejas que es responsable de su rebaño y lo cuida. De esta manera, el salmo toca un componente profundo y ancestral de nuestra psique. La sensación de consuelo surge inmediatamente con la primera oración, «El Señor es mi pastor». La tarea de un pastor es vigilar, cuidar y mantener a las criaturas cuya vida y bienestar dependen de él. Cuando perdemos a un ser querido, pensar en Dios como un pastor que cumple este papel nos transmite la sensación de que nuestro ser querido sigue estando atendido en su viaje a la otra vida. También tenemos la sensación de que nosotros continuamos estando atendidos en ausencia de nuestro ser querido.

La potente imagen de Dios como pastor es anterior al salmo 23, el cual se estima que fue compuesto hace unos tres mil años; se remonta a la época de la antigua Babilonia. En el texto conocido como Código de Hammurabi, que estaba grabado en un pilar de roca negra (una estela) que se encontraba en el centro de la ciudad de Hammurabi setecientos años antes de la época de David, las doscientas ochenta y dos reglas de conducta proporcionadas por el rey mesopotámico concluían con la antigua metáfora del pastor: «Yo soy el pastor que trae bienestar y prosperidad abundante; mi régimen es justo [...] para que los fuertes no opriman a los débiles, y para que incluso los huérfanos y las viudas sean tratados con justicia».[2] Está claro que la sensación de que somos observados y estamos atendidos ha ocupado un lugar especial en la psique humana.

Una sorpresa dominical

Un domingo por la tarde llamaron inesperadamente a la puerta de mi casa. Fue un hecho especialmente inesperado porque la casa en la que vivía entonces se encontraba en una zona aislada del norte de Nuevo México, al final de un camino de tierra que acababa ahí, a una hora de la tienda de comestibles más cercana y a casi ocho hectáreas de mi vecino más próximo. ¿Quién habría venido a hacerme una visita en medio de la nada un domingo por la tarde? El misterio se aclaró tan pronto como eché un vistazo a través de la puerta entreabierta.

De pie en mi porche había dos mujeres vestidas de forma conservadora que sostenían folletos de la congregación del Salón del Reino de los Testigos de Jehová ubicada en el pueblo más cercano, que se encontraba a treinta y dos kilómetros de distancia. Tras unos segundos de charla, expusieron el objeto de su visita.

—No queremos molestarlo —dijo una de las mujeres—, pero nos preguntamos si hoy le gustaría hablar con nosotras sobre la Biblia.

Obviamente, no tenían forma de saber que, como escritor de ciencia y espiritualidad, una de mis grandes pasiones era investigar los descubrimientos, así como las traducciones, de textos bíblicos antiguos. Se quedaron más que sorprendidas por mi respuesta entusiasta cuando una gran sonrisa apareció en mi rostro:

—¡Por supuesto! —dije—. ¡Claro que sí! Me *encantaría* hablar con ustedes sobre la Biblia. Por favor, entren. ¿De cuál de ellas les gustaría hablar primero?

Sus rostros pasaron a tener una expresión vacía cuando mis palabras resonaron en el recibidor.

—¿Qué quiere decir? —preguntaron—. Solo hay una Biblia.

—Bueno —dije—, esto puede ser muy interesante. En realidad, los estudiosos tienen, hoy en día, muchas biblias, y muchas traducciones de estas muchas biblias, a su disposición.

—¿En serio? —respondieron—. ¿Y por qué no sabemos nada sobre estas otras biblias?

Su respuesta allanó el terreno a la conversación que mantuvimos durante las tres horas siguientes. A su vez, el tema de esa conversación allana el terreno a la solución de los misterios persistentes que rodean a los versículos más preciados de la Biblia, incluidos los que conforman el salmo 23.

MUCHAS BIBLIAS, DISTINTAS TRADUCCIONES

Al principio de la conversación mencionada, compartí con esas damas una muestra de las biblias y traducciones que están disponibles para los estudiosos en la actualidad. La lista que sigue es parcial, pero te dará una idea de la cantidad de versiones que existen hoy en día.*

King James Version (1611, revisada en 1769).
American Standard Version (1901).
Thompson Chain Reference Bible (1908).
A New Translation of the Bible (1928).
The Bible: An American Translation (1935).
Knox Bible (1949).
Revised Standard Version (1952).
The Berkeley Version in Modern English (1959).
Dake Annotated Reference Bible (1963).
The Jerusalem Bible (1966).
New American Bible (1970).
New English Bible (1970).
New American Standard Bible (1971).
New King James Version (1982).
Revised English Bible (1989).
New Revised Standard Version (1990).
21st Century King James Version (1994).

---

* Nos limitamos a reproducir la lista que ofrece el autor, respetando los títulos en inglés para no generar confusiones. Por nuestra parte, hemos identificado un conjunto de versiones de la Biblia en español: La Biblia de las Américas, Biblia del Jubileo, Dios Habla Hoy, Nueva Biblia de las Américas, Nueva Biblia Viva, Nueva Traducción Viviente, Nueva Versión Internacional [el equivalente español de la New International Version, de la que el autor extrajo el salmo 23 de este capítulo], Palabra de Dios para Todos, La Palabra, Reina Varela Actualizada, Reina Varela Contemporánea, Reina-Varela 1960, Reina Varela Revisada, Reina-Varela 1995, Reina-Varela Antigua. (Fuente: portal BibleGateway, www.biblegateway.com). (N. del T.)

Contemporary English Version (1995).
New Living Translation (1996, revisada en 2004).
New English Translation (2005).

Al existir tantas traducciones e interpretaciones del texto más sagrado de la tradición cristiana, la pregunta obvia es: ¿cuál es la mejor? ¿Qué versión refleja con mayor precisión las palabras originales (incluidas las del salmo 23) y la intención de los diversos autores? La respuesta a esta pregunta depende de la preferencia del lector y del uso que se va a dar al texto. En el ámbito de los códigos de sabiduría, mis versiones preferidas de la Biblia cristiana son la New King James Version [nueva versión del rey Jacobo], de 1982, y la New International Version (NIV) (Nueva Versión Internacional), de 1978. La versión NIV de los textos bíblicos ha contado con herramientas tecnológicas del siglo xx para reconstruir textos bíblicos arameos, hebreos y griegos antiguos, como el texto hebreo masorético, los rollos del mar Muerto, el Pentateuco samaritano, la Vulgata latina, la Peshitta siríaca, el Tárgum arameo y la Juxta Hebraica de Jerónimo para los salmos.

ARROJANDO UNA NUEVA LUZ SOBRE EL SALMO 23

Reconocer que hay numerosas traducciones para las mismas ideas es importante para entender el salmo 23, debido a los matices que expresan los textos. Por ejemplo, la versión King James más utilizada comienza, en el versículo 1, con las palabras *The Lord is my shepherd; I shall not want* ('El Señor es mi pastor; no querré [nada]'). Una interpretación habitual de esta declaración es leerla como un mandato. Cuando leemos «no querré», tenemos la sensación de que es *debido a* que estamos en las manos competentes de nuestro pastor por lo que no deberíamos, por lo que no debemos, querer nada. Si quisiésemos algo, estaríamos rebajando la magnificencia y la capacidad de nuestro pastor, el Señor.

Sin embargo, la traducción de la NIV, basada en las traducciones más precisas de los textos originales, nos ofrece un matiz importante que no se encuentra en la traducción habitual. Esta nueva traducción dice: *The Lord is my shepherd, I lack nothing* (en español, en la Nueva Versión Internacional: «El Señor es mi pastor, nada me falta»).

En esta traducción se ve algo más que un mandato que debe seguirse. Revela la declaración de una posibilidad con respecto a nuestro estado de existencia actual. Debido al papel del Señor como pastor nuestro, y a su cumplimiento de este papel, en nuestro estado de ser actual no sufrimos carencias: tenemos a alguien que nos cuida y nos da lo que necesitamos en cuanto a los aspectos esenciales de la vida.

Esta interpretación se ve respaldada por la lista detallada de la forma en que son satisfechas nuestras necesidades. Nuestro pastor proporciona comida a nuestro mundo en el versículo 2 (los pastos verdes eran la fuente de alimento para las ovejas de David), restablecimiento y guía en el versículo 3, protección en el versículo 4, fortaleza a la hora de afrontar los desafíos de la vida en el versículo 5 y amor y vida eternos en el versículo 6. Con estas interpretaciones en mente, se hace evidente por qué el salmo 23 es un himno que aporta fuerza, además de consuelo.

CÓMO USAR EL 14.º CÓDIGO DE SABIDURÍA

Presento a continuación el texto completo del salmo 23, tal como aparece traducido en la Nueva Versión Internacional de la Biblia. Recita este código repitiendo tres veces cada fragmento, en silencio o en voz alta, hasta que sientas que el cambio que se produce en favor de tu fuerza interior reemplaza las dudas que tenías con respecto a tu capacidad de transformar tus elecciones y tu vida.

- *El Señor es mi pastor, nada me falta;*
- *en verdes pastos me hace descansar. Junto a tranquilas aguas me conduce;*
- *me infunde nuevas fuerzas. Me guía por sendas de justicia por amor a su nombre.*
- *Aun si voy por valles tenebrosos, no temo peligro alguno porque tú estás a mi lado; tu vara de pastor me reconforta.*
- *Dispones ante mí un banquete en presencia de mis enemigos. Has ungido con perfume mi cabeza; has llenado mi copa a rebosar.*
- *La bondad y el amor me seguirán todos los días de mi vida; y en la casa del Señor habitaré para siempre.* [*]

---

[*] Santa Biblia, Nueva Versión Internacional® NVI® *Copyright* © 1999, 2015 por Biblica, Inc.®. Usado con permiso de Biblica, Inc.® Reservados todos los derechos en todo el mundo.

Notas

Notas

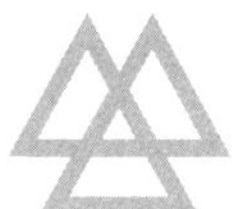

QUINTA PARTE

Amor

*Esfuérzate por hacer que tu amor sea mayor que
tu necesidad y deja que el amor sea la fuerza más
poderosa en tu vida. Entonces nada podrá vencerte.*

KATE MCGAHAN, TERAPEUTA EN CUIDADOS PALIATIVOS Y
TRABAJADORA SOCIAL[1]

La experiencia humana del amor se describe de muchas maneras y en muchos lugares a lo largo de la historia. Sin embargo, se suele describir como la pérdida del amor romántico, el anhelo de recuperar un amor romántico que se ha perdido o la búsqueda de la redención que el amor hace posible. Aunque las descripciones de este tipo de experiencias son abundantes, la perspectiva que ve el amor como una fuerza primordial que puede preservar o destruir nuestra vida es mucho menos frecuente. A lo largo de mi vida adulta, he regresado una y otra vez a las palabras que se conservan en el Evangelio de Tomás para recordarme el poder que tiene el amor en cuanto fuerza que ya poseo. Por esta razón, en lugar de diluir esta parte del libro con códigos de sabiduría adicionales que se aproximen a este potencial, he elegido explorar el poder del amor como la ofrenda única y potente de la que se habló hace unos dos mil años. Aún no he encontrado ningún otro código de sabiduría que esté al nivel de la elocuencia, la simplicidad y el carácter directo de este pequeño conjunto de palabras tan poderoso.

LA ELECCIÓN DEL AMOR

Tanto si lidiamos con la tragedia compartida de sucesos del mundo, como los ocurridos el 11 de septiembre de 2001 en Estados Unidos, como si experimentamos la tragedia de una pérdida personal, en algún momento debemos elegir qué papel permitimos que juegue el amor en nuestra vida. Pues aunque el dolor emocional y el trauma derivados de nuestras pérdidas son universales, la forma en que abordamos nuestro dolor no es común a todos.

Si permitimos que el dolor de nuestro trauma permanezca sin resolver, ese dolor puede destruirnos. Puede destruir nuestra salud, nuestras relaciones y, en muchos sentidos, nuestra vida. Si, por otro lado, somos capaces de encontrar la fuerza para amar en presencia de nuestros dolores más profundos, podemos otorgar un nuevo significado a las experiencias más dolorosas de la vida. Al hacer esto, nos convertimos en mejores versiones de nosotros mismos. Estamos más recuperados y más presentes para nuestra familia, y somos miembros más fuertes de nuestra comunidad. Todo ello tiene que ver con la elección que efectuamos de amar en presencia de nuestro dolor.

EL PRECIO DEL AMOR

El poder que tiene el amor de sanarnos, de liberarnos de la carga del odio y de catapultarnos más allá de nuestro sufrimiento es un tema que ha sido reconocido, analizado y manifestado por los sabios maestros del pasado. El poeta sufí del siglo XIII Jalāl ad-Dīn ar-Rūmī, conocido como Rumi, resumió bellamente nuestra relación con esta fuerza universal:

> *Tu tarea no consiste en buscar el amor,*
> *sino solo en buscar y encontrar*
> *todas las barreras que hay en tu interior*
> *que has construido contra él.*[2]

Con estas palabras elocuentes a la vez que simples, Rumi nos recuerda que ya tenemos el amor, y el poder del amor, dentro de nosotros. En lugar de ser algo que debemos buscar, localizar y después tratar de asimilar en nuestra existencia, el amor ya está dentro de nosotros: nacemos con él. Nuestro trabajo consiste en descubrir todo lo que hay en nosotros mismos que no es el amor: los muros que erigimos en las relaciones, los bloqueos emocionales y los diques psicológicos que nos impiden acceder a él. Cuando disolvemos estas barreras, el amor es todo lo que queda.

Cuanto más permitimos que el amor sane nuestro dolor, más descubrimos lo profunda que es la capacidad que tenemos de amarnos a nosotros mismos, así como a otras personas.

Once siglos antes de la época de Rumi, el poder del amor fue descrito por otro autor en términos convincentes e inconfundibles utilizando unas palabras que son tan significativas hoy como lo fueron en el momento en que se escribieron. Entre los antiguos textos gnósticos que se descubrieron con los manuscritos de Nag Hammadi se encuentran pasajes que permiten inferir que nuestra vulnerabilidad al sufrimiento constituye la puerta mística de acceso a la sanación y la vida. En el Evangelio de Tomás, por ejemplo, el autor describe el poder del amor como parte de un discurso del gran maestro Jesús: «Bienaventurado el hombre que ha sufrido y ha encontrado la vida».[3]

En otra parte de la misma enseñanza, Jesús afirma: «Lo que tenéis os salvará si lo sacáis de vosotros mismos».[4] En esta declaración única, concisa y potente, se nos recuerda que nuestro amor es la fuente de toda sanación que podamos experimentar. La clave, sin embargo, es esta: *para sentir nuestro amor, debemos ser vulnerables a nuestro dolor*. Es a través de la profundidad de nuestro dolor como descubrimos la profundidad con la que podemos llegar a sentir. Y cuando nos permitimos sentir, en lugar de tratar de disfrazar o negar nuestros sentimientos, hallamos la capacidad que tenemos de amar.

En pocas palabras, el dolor es el precio que a veces pagamos para descubrir que ya tenemos el amor que necesitamos para sanarnos a nosotros mismos. A veces, el solo hecho de conocer la relación que hay entre la sabiduría, el dolor y el amor es suficiente para catapultarnos del dolor, ubicado en un extremo de nuestro espectro emocional, a la sanación que nos aguarda en el otro extremo del espectro.

EL AMOR COMO PERDÓN

El poder del perdón ha gozado de un reconocimiento casi universal; ha sido reconocido a lo largo del tiempo y en todas las culturas y continentes. El escritor estadounidense Ernest Holmes describió este poder de un modo maravilloso cuando dijo que «a través del poder del amor, podemos dejar atrás la historia pasada y comenzar de nuevo».[5] Aquí se nos recuerda que en lo más profundo de nuestro amor, y en el perdón que nuestro amor hace posible, tenemos la clave para dejar atrás la carga emocional y las atrocidades del pasado. Esto es aplicable tanto a los individuos como a las familias; también a las sociedades y a naciones enteras. La razón de ello es que lo que sucedió en el pasado forma parte de nuestra historia en el día presente. Y a menos que descubramos una manera de retroceder en el tiempo para corregir los errores y deshacer los horrores del pasado, nuestra historia personal y colectiva seguirá formando parte de nuestra memoria, indefectiblemente.

Quiero dejar algo claro: en el contexto de lo que aquí se trata, el acto de perdonar es concebido como un acto individual destinado a obtener sanación personal. Como explica la psicóloga Andrea Brandt de forma magnífica, el perdón no excusa lo que otro individuo ha hecho; no significa que debamos decirle a otra persona que está perdonada; no significa que debamos olvidar lo que sucedió o que no debamos seguir albergando sentimientos fuertes cuando alguien ha traicionado nuestra confianza o ha violado un límite físico o emocional.[6] Y lo que es tal vez más importante, el perdón no está destinado a la persona a la que estamos perdonando. Está destinado a uno mismo. El perdón es un acto de amor que uno realiza para sí mismo.

Brandt describe el perdón estupendamente cuando dice: «Al perdonar, estás aceptando la realidad de lo que sucedió y encontrando una manera de vivir en un estado de resolución con ello».[7]

Notas

Código de sabiduría núm. 15

El Evangelio de Tomás

15.º CÓDIGO DE SABIDURÍA: Si sacas lo que está dentro de ti, lo que sacas te salvará. Si no sacas lo que está dentro de ti, lo que no sacas te destruirá.[1]

USO: Este enunciado constituye un recordatorio de que albergamos una fuerza dentro de nosotros cuya expresión tiene el poder de sanarnos, pero cuya represión tiene el poder de destruirnos.

FUENTE: El Evangelio de Tomás, descubierto en toda su extensión como parte de los manuscritos de Nag Hammadi (Egipto), en 1945.

El poder del perdón es más que una presunción académica. Es real, y así se ha demostrado una y otra vez en nuestro mundo. La elección de amar, y el perdón que de ahí puede derivarse, es un hilo conductor que se ha expresado en la vida de aquellos que han sobrevivido a las atrocidades de la historia y las han *trascendido*. Desde los supervivientes de los horrores indescriptibles que tuvieron lugar en los campos de exterminio nazis entre 1933 y 1945, pasando por la experiencia del negociador de rehenes Terry Waite, que estuvo 1.763 días cautivo en manos de los extremistas de Hezbollah, hasta la milagrosa supervivencia de Alison Botha después de que la dieron por muerta tras el brutal ataque que constituye el tema del documental de 2016 titulado *Alison*, el perdón es la clave que dio el poder a estas personas, y a otras, de seguir adelante con su vida tras soportar horrores.

MÁS ALLÁ DE LA TEORÍA: EL PERDÓN EN ACCIÓN

Eva Mozes Kor, quien murió a la edad de ochenta y cinco años, soportó atrocidades que se realizaron bajo el pretexto de la experimentación médica en el campo de concentración, trabajo y exterminio de Auschwitz, hasta que fue liberada al final de la Segunda Guerra Mundial. Antes de morir en 2019, regresó a Auschwitz para acompañar a un grupo docente. Lo que hizo que la visita de Eva fuera tan excepcional fue que no solo acudió con ese grupo, sino que también estuvo acompañada por uno de los médicos nazis que la habían utilizado como conejillo de Indias en los espeluznantes experimentos que ahí se habían practicado. En un servicio conmemorativo que se realizó en memoria de quienes murieron en el campo, lo perdonó por el papel que había tenido en esas atrocidades, así como por el sufrimiento que ella y su hermana gemela habían experimentado como resultado de sus actos.

Más adelante, habló de su experiencia en una entrevista que publicó un popular periódico de Tel Aviv, *Yedioth Ahronoth*:

Los perdono por matar a mis padres, por separarme del resto de mi familia, por quitarme mi infancia, por convertir mi vida en un infierno, por generarme pesadillas que me han acompañado todas las noches en los últimos sesenta años. En mi nombre, y solo en mi nombre, los perdono por todos esos actos horribles.

Kor describió cómo cambió su vida cuando ejerció el perdón: «Al hacer eso [al perdonar], sentí que me quitaban de encima una carga de dolor. Dejé de estar bajo el yugo del dolor y el odio». Para despejar cualquier duda sobre el poder del perdón y el papel que había tenido en su vida, aclaró: «Por fin fui libre».[2]

En este conmovedor ejemplo de crueldad aparentemente imperdonable, vemos el poder que se describe en el Evangelio de Tomás. Al elegir manifestar el amor y el subsiguiente perdón en su interior, Eva Kor trascendió el sufrimiento emocional y las consecuencias biológicas que, en forma de enfermedad, suelen acompañar a la ira prolongada y pendiente de resolver. Al hacer eso, vivió hasta una edad (ochenta y cinco años) que se considera avanzada incluso si tenemos en cuenta la esperanza de vida actual, que es de ochenta años para las mujeres, en Estados Unidos. Si Eva hubiera elegido aferrarse a su ira y pensar demasiado en los horrores que había experimentado, la ciencia de la epigenética muestra que, con toda probabilidad, la consecuencia de tal elección la habría llevado a poner en peligro su sistema inmunitario, su sistema cardiovascular y los mecanismos de su cuerpo responsables de la integridad celular y del ADN. En otras palabras: hay muchas probabilidades de que si no hubiese sacado lo que tenía en su interior (el amor y el poder de perdonar que emana del amor), esta actitud la habría destruido.

EL AMOR DISTORSIONADO

Lo que tiene de hermoso el poder del amor es que no es privativo de un grupo selecto de personas que tienen una rara habilidad o que conocen un principio esotérico que las distingue de sus familiares, amigos y vecinos. La capacidad de amar es universal. La capacidad que tenemos de dar y recibir amor es primordial, y mora dentro de cada uno de nosotros. Algunos la tenemos cerca de la superficie de la conciencia y hemos tenido la fortuna de reconocerla en una etapa temprana en la vida, por lo que amamos de buena gana y con facilidad; el amor constituye una piedra angular de nuestra existencia. Pero lo más habitual es que no nos sea tan fácil acoger la capacidad que tenemos de amar, porque está oculta; somos nosotros mismos quienes la hemos ocultado.

Desde que éramos pequeños y en el transcurso de nuestras experiencias vitales, a menudo hemos sentido, *hemos percibido*, que no era seguro revelar nuestro amor al mundo. A partir de esta percepción, se nos ha dado muy bien ocultar esta capacidad primordial a nuestra familia, a nuestros amigos y a las personas más cercanas a nosotros. Al no recibir los beneficios que aporta este código original, vamos por la vida manteniendo una visión distorsionada de nuestra relación con el mundo, con los demás y, en última instancia, con nosotros mismos. La diferencia que hay entre nuestra capacidad primordial de amar y las percepciones del amor que tenemos hoy en día es la distorsión que nos trae sufrimiento, desilusión y miedo. La ecuación emocional de esta distorsión puede expresarse con esta fórmula:

$$\text{(Capacidad original de amar)} - \text{(Percepción del amor que tenemos actualmente)} = \text{Una distorsión que se manifiesta como sufrimiento}$$

En el caso de algunas personas, la percepción que tienen en el presente de un suceso de la vida (el daño que les ha ocasionado un ser querido, la pérdida de alguien amado, la traición por parte de alguien a quien amaban...) se ha vuelto tan dolorosa que no pueden seguir soportando la distorsión. Se trata de individuos poderosos que, con habilidad y maestría, crean unos patrones de comportamiento que les permiten pasar por la vida con menos dolor y sobrevivir a su pensamiento distorsionado. Sin embargo, la realidad es que el comportamiento que les permite seguir adelante implica, a menudo, que han reemplazado una distorsión dolorosa por otra. Estos patrones de dolor repetitivos son conocidos como *adicciones*.

LAS ADICCIONES SON AMOR DISTORSIONADO

Para nuestros fines, podemos definir la adicción como un patrón de comportamiento repetitivo al que damos prioridad, de tal manera que reorganizamos el resto de nuestra vida para hacerle sitio. Solemos asociar la palabra *adicción* con el abuso de sustancias químicas, drogas y alcohol. Si bien estas son, ciertamente, expresiones habituales de patrones de comportamiento que incluimos en nuestra vida haciéndoles sitio adrede, hay otros patrones que no son tan evidentes; y en su sutilidad, pueden pasar como patrones relativos al estilo de vida socialmente aceptables. Estos son algunos de ellos: las relaciones íntimas, la búsqueda incesante de poder, los gastos de dinero innecesarios, la búsqueda constante del control, vivir en la carencia, la necesidad constante de trabajar para ganar dinero, la obsesión permanente con el sexo y las enfermedades crónicas.

Cada uno de estos comportamientos hace referencia a un patrón en el que la persona ha cambiado las prioridades de su vida y ha liberado espacio en favor de algo que le interesa sacrificando el tiempo que pasaba con su familia y sus seres queridos. Algo bueno que hay en el abismo de la adicción es el hecho de que las consecuencias que se sufren no se presentan de la noche a la mañana sino que lo hacen gradualmente, a lo largo de un período de tiempo. Al ser esto así, tenemos muchas oportunidades de reconocer y sanar el pensamiento subyacente a la adicción. Si personalizamos el decimoquinto código de sabiduría, dispondremos de una herramienta potente para este fin.

NUESTRO CÓDIGO DE SABIDURÍA PERSONAL

Jesús reveló el decimoquinto código de sabiduría a sus seguidores, así como a las generaciones futuras, como la clave más potente y poderosa para sanar la propia vida y trascender el sufrimiento. La buena noticia es que es un poder que ya tenemos; no hemos de salir al mundo para descubrirlo. No está «ahí fuera» ni es algo que necesitemos generar. Ya mora dentro de cada uno de nosotros. Es el amor.

Cuando sanamos las percepciones distorsionadas que se hallan en la raíz de nuestro sufrimiento, todo lo que queda es nuestro amor.

El modelo original general

Si sacas lo que está dentro de ti, lo que sacas te salvará.

Si no sacas lo que está dentro de ti, lo que no sacas te destruirá.

También podemos tomar el viejo modelo que afirma el poder de nuestro amor en el decimoquinto código de sabiduría y reformularlo en primera persona. Al hacer esto, creamos un mantra personal para recordarnos el amor con el que nacimos y el poder que tiene en nuestra vida. Y gracias a las investigaciones contemporáneas en el campo de la neurociencia, sabemos que los mantras son códigos efectivos cuando están enunciados en positivo y se los repetimos una y otra vez a la mente subconsciente. Por esta razón, no hay necesidad de recitar las consecuencias que tiene el hecho de *no* sacar lo que tenemos dentro. Por lo tanto, enunciemos el beneficio que obtendremos de la siguiente manera:

El mantra personal enunciado de manera positiva

Si saco lo que está dentro de mí, lo que saco me salvará.

En presencia de esta evaluación honesta del poder del amor, la clave es contemplar el objeto de nuestro perdón desde la objetividad del corazón, en lugar de hacerlo desde la polaridad del cerebro.

CÓMO USAR EL 15.º CÓDIGO DE SABIDURÍA

Cuando creamos la armonía entre el corazón y el cerebro, como se describe en el apartado «Cómo utilizar los códigos de sabiduría» (ver la página 25), establecemos una «línea directa» de comunicación con la mente subconsciente. Desde un espacio de armonía entre el corazón y el cerebro, repite este código hasta que sientas un cambio potente en tu capacidad de amar, que puede manifestarse como un estado de paz interior. Lo fundamental es decir este código enfocándose en la conciencia, la respiración y el sentimiento de corazón en lugar de pronunciarlo desde la mente.

Si saco lo que está dentro de mí, lo que saco me salvará.

Notas

Notas

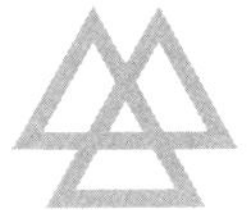

Códigos de poder

*Las palabras son la fuerza más poderosa que
tiene a su disposición la humanidad.*

YEHUDA BERG, RABINO[1]

Código de poder núm. 1

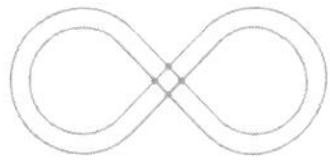

Quiero

1.er CÓDIGO DE PODER: Quiero. (En inglés: *I will*).*

USO: Este antiguo código le dice a nuestro cuerpo y le declara al universo que estamos facultados para elegir un resultado.

FUENTE: La Biblia, versión King James, Evangelio de Mateo, capítulo 8, versículos 2-3.

---

* El uso, en inglés, del verbo *will* denota en este caso un *querer* que es más que un mero deseo; implica un ejercicio activo de la voluntad, como quedará claro a partir de las explicaciones que ofrecerá el autor. Al emplear «Quiero» como código de poder, el lector asume su capacidad de manifestar lo deseado a partir de su voluntad consciente y determinada. (N. del T.)

La mejor ciencia de los siglos xx y xxi indica que somos mucho más que meros observadores que viven un breve momento en una creación que está separada de nosotros. Desde los experimentos revolucionarios que se realizaron con los fotones gemelos que revelaron el fenómeno del entrelazamiento en 1997 hasta el descubrimiento del campo universal de Higgs anunciado por los científicos del CERN en 2012, la ciencia moderna está «alcanzando» a la sabiduría intuitiva, de cinco mil años de antigüedad, que ya tenían las tradiciones indígenas y espirituales. Actualmente es un hecho aceptado que existe un campo de energía subyacente que se aglutinó dentro de la primera fracción de segundo en que tuvo lugar el principio del universo. Los modelos informáticos, las ecuaciones matemáticas y, actualmente, las recreaciones a pequeña escala, en un contexto experimental, de este evento primordial, confirman que todo lo que percibimos y experimentamos en nuestro mundo está hecho de pequeños paquetes de energía, los cuantos, que constantemente salen de este campo de energía que todo lo penetra y son reabsorbidos en él. Este campo recibe varias denominaciones; estas son algunas: la Matriz, la Fuente Primigenia, la Matriz Divina, el Campo. Tal vez no sea casualidad que la descripción que hacen los científicos de esta energía sea muy similar a los principios que formularon las tradiciones de sabiduría del pasado.

Desde los antiguos Vedas indios, que algunos eruditos creen que datan del año 5000 a. C., hasta los rollos del mar Muerto, que tienen dos mil años de antigüedad, reflejan una temática general que parece indicar que el mundo es en realidad el reflejo de sucesos que acontecen en un ámbito dimensional que no podemos ver desde el ámbito espaciotemporal en el que estamos ubicados. No obstante, dicho ámbito dimensional es real; formamos parte de él y estamos interactuando con él cada día, a cada momento. Desde este punto de vista, nuestras relaciones íntimas, nuestras amistades, nuestro estado de salud, nuestros éxitos y nuestros fracasos son, todo ello, reflejos de relaciones en curso que tienen lugar en el ámbito invisible de este campo. Al comentar los fragmentos de los rollos del mar Muerto conocidos como *Cánticos del sacrificio sabático*, los académicos resumen su contenido afirmando que implica que «lo que ocurre en la Tierra no es más que un pálido reflejo de esa realidad mayor y última».[1]

¿SOMOS OBSERVADORES O CREADORES?

La naturaleza del Campo, y la relación que mantenemos con él, es el tema de un debate emocionante, a menudo acalorado, entre mentes científicas que comenzó en el siglo XIX y continúa en la actualidad. Si bien los argumentos técnicos que se esgrimen en la controversia son complejos, la razón del debate es simple. Si existe, realmente, un ámbito de existencia invisible que es el origen de nuestras experiencias diarias, y si tenemos la capacidad de acceder a este ámbito para modificar lo que acaba por ocurrir en nuestra vida, este hecho cambia todo lo que nos han hecho creer sobre nosotros mismos y nuestro mundo. Con este cambio, nos encontramos facultados para participar en el resultado de aquello que más nos importa en la vida.

En una cita sacada de sus notas autobiográficas, Albert Einstein manifestó su profunda creencia de que estamos separados del mundo que nos rodea y vivimos como observadores pasivos que tienen muy poca capacidad de influir en él. «Ahí fuera estaba este enorme mundo –dijo–, que existe independientemente de nosotros los seres humanos y que se presenta ante nosotros como un gran acertijo eterno, al menos parcialmente accesible para que podamos inspeccionarlo y pensar sobre él».[2]

En contraste con la visión de Einstein, que aún mantienen muchos científicos, el profesor John Wheeler, físico de Princeton y colega de Einstein, ofreció una perspectiva radicalmente diferente del papel que tenemos en la creación. En términos audaces, claros y explícitos, Wheeler dijo: «Teníamos esa vieja idea, que hay un universo *allá fuera*, y que aquí está el hombre, el observador, protegido de manera segura del universo por una placa de vidrio de seis pulgadas». Hasta aquí, Wheeler estaba reconociendo la visión que tenía Einstein de que estamos separados del mundo que tenemos alrededor. Sin embargo, esa perspectiva no tardó en cambiar, a partir de una serie de experimentos revolucionarios que demostraron que no estamos tan separados del mundo como se había creído. Uno de ellos fue el todavía controvertido experimento de la doble rendija, que reveló que los electrones pasan de ser partículas a ser ondas de energía por el solo hecho de ser observados –de que alguien los está mirando–. Wheeler dice a continuación, refiriéndose a este tipo de experimentos:

Ahora, el mundo cuántico nos enseña que incluso para observar un objeto tan minúsculo como un electrón tenemos que romper la placa de vidrio; tenemos que llegar allí. [...] Por lo tanto, debemos tachar de los libros la vieja palabra *observador* y poner la nueva, *participante*.[3]

¡LA CONCIENCIA CREA!

¡Menudo cambio! En una interpretación radicalmente diferente de la relación que tenemos con nuestro cuerpo y el entorno, Wheeler afirma que es imposible que seamos meros observadores del mundo que nos rodea. A partir de su interpretación de los datos, nos está diciendo que somos agentes de cambio. A veces de forma consciente y otras veces inconscientemente, estamos participando todo el rato en el desenlace de aquello que acontece en nuestra vida y en nuestro mundo.

Los experimentos realizados en el ámbito de la física cuántica muestran, de hecho, que el acto de mirar algo tan pequeño como un electrón –de enfocar nuestra conciencia en lo que está haciendo ese electrón, aunque sea por un instante– cambia sus propiedades durante el tiempo en que lo estamos mirando. Los experimentos parecen indicar que el acto mismo de observación es un acto de creación, y que es la conciencia lo que está manifestando esa creación. Estos hallazgos parecen respaldar la afirmación de Wheeler de que ya no podemos seguir pensando que somos meros espectadores que no tienen ningún efecto en el mundo que están observando.

Cuando miramos la expresión cotidiana de nuestra abundancia espiritual y material, nuestras relaciones, nuestra carrera profesional, nuestra salud física, nuestros amores más profundos y nuestros mayores logros, así como nuestros temores y la ausencia de todas estas cosas, puede ser que estemos mirando directamente en el espejo de nuestras creencias más verdaderas y, a veces, más inconscientes. Las vemos en nuestro entorno porque se manifiestan a través de un Campo de energía que está presente en todas partes en todo momento y conecta todas las cosas.

SOMOS LOS ARTISTAS Y TAMBIÉN EL ARTE

Somos el Campo. Los átomos de nuestro cuerpo físico aparecen y desaparecen constantemente, emergen y se hunden todo el rato, partiendo del modelo de nuestra conciencia para producir el ser con el que estamos familiarizados. En otras palabras: somos como artistas que expresan sus pasiones, miedos y deseos más profundos a través de la esencia viva de un misterioso lienzo cuántico. Pero a diferencia del lienzo de un artista convencional, que existe en un lugar en un momento dado, nuestro lienzo está hecho del mismo material del que está hecho todo lo demás. Se encuentra en todas partes y nunca deja de estar presente.

Siempre se ha pensado que los artistas están separados de su obra de arte, pero en el Campo, la separación entre el arte y el artista desaparece. Somos el lienzo, así como las imágenes que hay en él. Somos las herramientas, así como los artistas que utilizan las herramientas. Del mismo modo que los artistas trabajan y perfeccionan una imagen hasta obtener el resultado deseado, parece que nosotros hacemos lo mismo con las relaciones que tenemos. A través de nuestra paleta de creencias, juicios y emociones, experimentamos las relaciones que nos permiten perfeccionar el lienzo de nuestra vida. Así como un artista usa el mismo lienzo una y otra vez mientras busca la expresión perfecta de una idea, podemos concebirnos como artistas perpetuos que están elaborando una creación que siempre está cambiando y nunca está finalizada.

Las implicaciones que tiene el hecho de estar rodeados de un mundo maleable que nosotros mismos estamos creando son enormes, potentes y, para algunas personas, tal vez un poco atemorizantes. El descubrimiento de que tenemos la capacidad de usar el Campo de manera intencionada y creativa nos permite, de pronto, cambiar todo sobre la forma en que vemos nuestro papel en el universo. Como mínimo, nos permite inferir que hay mucho más en la vida que unos acontecimientos fortuitos y unas sincronías ocasionales con los que lidiamos lo mejor que podemos.

En última instancia, la relación que mantenemos con la esencia cuántica que nos conecta con todo lo demás nos recuerda que nosotros mismos somos creadores. Y, como creadores, podemos expresar nuestros deseos más profundos de curación, abundancia, alegría y paz en todos los ámbitos, desde nuestro cuerpo y nuestra vida hasta nuestras relaciones. Y podemos hacerlo conscientemente, en el momento y de la forma en que elijamos hacerlo.

ARRUGAS EN EL CAMPO

En el contexto de la visión cuántica del mundo, puede considerarse que todo lo que experimentamos son «arrugas» que perturban un Campo de energía que, de otro modo, sería armonioso. Tal vez no sea casualidad que haya viejas tradiciones espirituales y poéticas que describan nuestra existencia de la misma manera. Las tradiciones védicas, por ejemplo, hablan de un campo unificado de «conciencia pura» que baña e impregna toda la creación. En estas tradiciones, las experiencias que tenemos que son nuestros pensamientos, sentimientos y emociones, y los miedos y juicios a que dan lugar, se ven como perturbaciones, como interrupciones en un campo que, de otro modo, sería suave y permanecería inmóvil.

De manera similar, el texto *Hsin-Hsin Ming*, redactado en el siglo VI (la traducción literal de este título es 'versos sobre la mente-fe'), describe las propiedades de una esencia que es el modelo de todo lo que existe en la creación. Esta esencia es denominada *tao*, y, tal como vemos en las escrituras védicas, en última instancia está más allá de toda descripción. El *tao* es todo lo que hay. Es el contenedor de toda experiencia, así como la experiencia misma. El *tao* es descrito como perfecto, «como un vasto espacio en el que no falta nada y no hay nada en exceso».

Según el *Hsin-Hsin Ming*, solo cuando perturbamos la tranquilidad del *tao* a través de nuestros juicios nos desconectamos de su armonía. Si sucede lo inevitable y nos encontramos enredados en sentimientos de ira y separación, el texto nos ofrece una pauta para remediar esta situación:

Para entrar directamente en armonía con esta realidad, limítate a decir, cuando surja la duda, «no dos». En este «no dos», nada está separado, nada está excluido.[4]

Admito que si bien el hecho de pensar que somos una perturbación en el Campo puede quitarle a la vida algo de su romanticismo, también nos proporciona una forma potente de pensar en nuestro mundo y en nosotros mismos. Si queremos crear unas relaciones nuevas, saludables y vivificantes, traer un romance sanador a nuestra vida o aportar una solución apacible a los problemas del mundo, por ejemplo, debemos generar una nueva perturbación en el Campo, que refleje nuestro deseo. Debemos crear una nueva arruga en el «material» del que están hechos el espacio, el tiempo, nuestros cuerpos y el mundo.

EL USO Y EL PODER DE LA VOLUNTAD

En inglés, se suele utilizar la palabra *will* para declarar la intención, en el momento, de hacer o decir algo en el futuro. «I *will* take out the trash in the morning» ('Sacaré la basura por la mañana') o «I *will* pick up a loaf of bread on my way home from work» ('Recogeré una barra de pan de camino a casa, viniendo del trabajo') son dos ejemplos de este uso de la palabra. En estos enunciados, la palabra *will* indica que si bien planeamos hacer algo, eso no está sucediendo en el momento presente. Estamos afirmando que ese algo tendrá lugar en algún momento en el futuro: dentro de un minuto, o de unas horas, o de unos días, o incluso más adelante. Tenemos la intención, que puede ser totalmente sincera, de que eso suceda. Sin embargo, declarar que haremos algo en otro momento abre la puerta a la dilación y a que se presenten circunstancias que eviten que llevemos a cabo la acción que hemos previsto realizar.

En las tradiciones bíblicas vemos otro uso de la palabra *will*. (Hay que tener en cuenta que aquí me estoy refiriendo a los textos bíblicos como registros históricos de sabiduría y no como textos doctrinales religiosos). El Evangelio de Mateo del Nuevo Testamento, por ejemplo, registra un encuentro público entre el sabio maestro Jesús de Nazaret y un hombre enfermo que se le acerca y le pide curación. En el capítulo 8, versículos 2 y 3, el Evangelio expone el uso que hace Jesús del primer código de poder, la frase *I will*, a lo cual sigue el enunciado del resultado pretendido. El relato empieza cuando el hombre se acerca a Jesús y le dice:

Lord, if thou wilt, thou canst make me clean.[5] ('Señor, si quieres, puedes limpiarme').

Esta oración prepara el terreno para que tengan lugar dos sucesos:

- Crea las condiciones necesarias para facilitar la curación.
- El hombre sana.

Al pedir ayuda, el hombre aprovecha la oportunidad de recibir su curación personal. Está dispuesto a aceptar el cambio posible y está declarando su aceptación al universo.

A continuación, el relato describe tanto la acción física de Jesús como las palabras que la acompañan:

And Jesus put forth his hand, and touched him, saying I will; be thou clean. And immediately his leprosy was cleansed. (Y Jesús extendió su mano y lo tocó, diciendo: «Quiero; queda limpio». Y al instante quedó sano de la lepra).

En este relato histórico, se nos muestra un uso muy diferente del concepto de voluntad[*] personal o fuerza de voluntad. Aquí vemos que la voluntad se utiliza para alterar una expresión del Campo. Y hay que dejar muy claro que esto es muy diferente de tener una intención. Jesús no declaró que *tenía la intención* de facilitar la curación de ese hombre enfermo en algún otro momento, como estaría implícito en el uso tradicional de la palabra *will*, como en la frase «I *will* heal you» ('Te curaré').

---

* El autor maneja simultáneamente varias de las acepciones que tiene la palabra *will*. Ha descartado su acepción como partícula que indica futuro en las líneas precedentes, pero ahora superpone su acepción como verbo que significa 'querer' y como sustantivo que significa 'voluntad', y entrelaza ambos significados como indisociables. (N. del T.)

Aquí, la palabra *will* se utiliza para enunciar la existencia de un resultado que ya está presente.

I will es la declaración.

Be thou clean es el resultado.

Mediante este uso de la palabra *will*, Jesús reconoce lo siguiente:

- La existencia del Campo que, según ha confirmado la ciencia moderna, es el contenedor de todas las cosas que suceden en nuestro mundo.
- Su relación presente y activa con el Campo.
- El papel de su conciencia a la hora de modificar el Campo a través de un acto de voluntad.

Tal como hacemos cuando formulamos una afirmación directa que comienza exponiendo el resultado, Jesús declara el resultado. Esto implica que él es dueño de la relación que tiene con el Campo. Al efectuar esta declaración, el enunciado que formula tras pronunciar las palabras *I will* se erige como algo real, verdadero y manifiesto.

Notas

Código de poder núm. 2

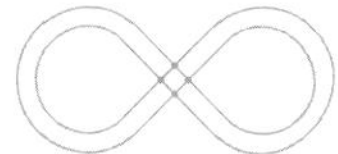

Yo Soy

2.º CÓDIGO DE PODER: Yo soy (*I am*).*

USO: Este código ancestral afirma la verdad del momento.

FUENTE: La Biblia, libro del Éxodo, capítulo 3, versículo 14.

---

* En este código, como en el anterior, ofrecemos también la versión en inglés, pues la coherencia que encuentra el autor entre ambos códigos no puede justificarse partiendo de la traducción al español (consulta el apartado «¿Es buena la traducción?»). (N. del T.)

El segundo código de poder que aparece en los textos bíblicos empieza con la experiencia de Moisés en el monte Sinaí. Al igual que cuando Jesús utilizó las palabras *I will*, que se analizan en el código anterior, el segundo código de poder también se expresa con la elocuente simplicidad de dos palabras: *yo soy*. El significado de estas dos palabras está envuelto en el misterio y hace más de dos milenios que es objeto de controversia.

Tanto la tradición hebrea como la cristiana registran dos casos en los que se dice que Dios reveló su nombre personal a la gente de la Tierra. Ambos se encuentran en el libro del Éxodo. Aunque el Sagrado Corán también desarrolla el tema general de estos viejos relatos, incluida la entrega a Moisés, por parte de Dios, de los mandamientos en el monte Sinaí, el nombre real de Dios no parece revelarse abiertamente en los textos islámicos.

En el tercer capítulo de Éxodo, Dios revela que él es el mismo Dios al que se refirieron los antepasados de Moisés: el dios de Abraham, el dios de Isaac y el dios de Jacob, así como el dios de Amram, el padre de Moisés. A través de una comunicación muy inusual y directa con Dios, Moisés le pide mayor claridad acerca de con quién está hablando exactamente, para poder responder las preguntas que sin duda surgirán cuando sus seguidores se interesen por ese encuentro.

Cuando me presente a los israelitas y les diga «el Dios de vuestros padres me ha enviado a vosotros» y me pregunten «¿cómo se llama?», ¿qué les diré?

Aquí es donde comienza el misterio de la respuesta de Dios y donde se revela el secreto de este código de poder.

A partir de Éxodo, 3: 14, Dios inicialmente responde a Moisés usando tres palabras hebreas: *Ehyeh Asher Ehyeh*. Estas palabras se suelen traducir al español como 'yo soy el que soy'.[1] El motivo del misterio y la controversia que se han prolongado durante más de tres mil doscientos años se encuentra en la traducción de esta simple frase.

¿ES BUENA LA TRADUCCIÓN?

Mientras que una corriente de opinión, entre los expertos, ha interpretado siempre que la parte inicial de la conversación de Moisés es el momento en que Dios reveló su nombre, un examen más detallado del idioma hebreo ofrece una comprensión más profunda de esta misteriosa frase.

Como vimos en el capítulo dedicado al segundo código de sabiduría, el nombre personal de Dios es sustituido más de seis mil ochocientas veces en la Biblia hebrea con otros nombres. Lo relevante es que, si bien estas palabras sustitutas representan diversas cualidades de la presencia de Dios, *no* son su nombre. El nombre personal que Dios reveló a Moisés está registrado en Éxodo, 3: 15:

> *Así, les dirás esto a los hijos de Israel: el Señor Dios de vuestros padres, el Dios de Abraham, el Dios de Isaac y el Dios de Jacob, me ha enviado a vosotros.*[2]

Aunque los eruditos se suelen detener en esta identificación, lo que sigue no deja dudas sobre lo que Dios le está revelando a Moisés. Dios concluye su declaración diciendo:

Este es mi nombre para siempre, y este es el nombre con que seré recordado por todas las generaciones.

El nombre al que Dios se está refiriendo es el nombre en clave que subyace a las palabras *el Señor*. En los textos hebreos originales, el nombre que fue reemplazado es el nombre directo y personal de Dios, representado por cuatro misteriosas letras hebreas: *yōd*, *hē*, *wāw* y *hē*. Estas letras se conocen como el *tetragrammaton* (término que significa 'palabra de cuatro letras'), y cuando se traducen, se convierten en *Yahweh*. Este es el nombre que es tan santo, tan sagrado y tan inefable para los seguidores ortodoxos de la fe judía que es reemplazado en toda la Biblia hebrea.

Entonces vemos, a partir de estos matices de la traducción sutiles pero determinantes, que *Ehyeh Asher Ehyeh* no es, de hecho, el nombre personal de Dios. No obstante, revela algo muy importante sobre la existencia de Dios en todas las cosas. Debido a las características del idioma hebreo, esta frase se puede traducir de varias maneras: como 'soy quien soy', 'soy el que soy' y 'soy lo que soy'; también como 'seré lo que seré'. Los eruditos en general coinciden en que la traducción más acertada es la última, 'seré lo que seré' ('I will be what I will be').

Teniendo en cuenta esta traducción, descubrimos que el código de poder *I Am* (Yo soy) es en realidad una modalidad oculta del código de poder *I will* descrito anteriormente. Puesto que *I am who I am* (Yo soy quien soy) es también *I will be what I will be* (Seré lo que seré), vemos el poder de la palabra *will* oculto en el *I Am*. Al decir *I Am* (Yo soy), Dios está aclarando cómo es su relación inmediata y sostenida con el Campo.

CÓDIGO	SIGNIFICADO
I am / *Yo soy*	Afirmo en el Campo Universal que la acción que voy a enunciar a continuación ya está manifiesta en un estado de existencia.
that / *el que*	El estado de existencia es presente y sostenido.
I am / *(yo) soy*	Afirmo en el Campo Universal que la acción que voy a enunciar a continuación ya está manifiesta en un estado de existencia.

A través de las palabras *Yo Soy el que Soy*, se le muestra a Moisés la clave de la relación de Dios con el Campo y cómo ejercer el mismo poder para alterar lo que existe en el Campo. También se le otorga el poder de acceder a este código en su propia vida.

El hecho de que Jesús utilizara estos códigos y revelara su uso a sus seguidores hace que estén disponibles para nosotros en la actualidad. Al pronunciar las palabras *yo soy* desde un estado intencionado de coherencia entre el corazón y el cerebro, estamos utilizando un lenguaje cifrado para acceder a la posibilidad de cambiar. Dios reveló las palabras y Jesús las puso en práctica. Y actualmente tenemos el reto de usar este código tan potente para superar las creencias limitantes que nos impiden experimentar las verdades más profundas de nuestra existencia.

CLAVES PARA UTILIZAR CON ÉXITO LOS CÓDIGOS DE PODER

Estas son las claves para utilizar con éxito los códigos *quiero* y *yo soy*:

1. Tener muy claro y expresar muy claramente qué es lo que elegimos que se manifieste.
2. No albergar juicios ni apegos con respecto al resultado.

Cuando tenemos en cuenta lo que la ciencia moderna ha confirmado sobre la naturaleza del Campo y la relación que mantenemos con él, estas dos pautas tienen perfecto sentido. El Campo Universal no juzga la idoneidad de lo que le damos para que lo refleje. No sabe si lo que le proporcionamos es bueno o malo, correcto o incorrecto. No es más que un espejo.[3] Y así como el espejo del baño refleja fielmente nuestro aspecto cuando nos aventuramos a mirarlo tras levantarnos por la mañana, el Campo refleja fielmente las opiniones y creencias que sostenemos en el tipo de relaciones que tenemos, en la calidad de nuestra salud y en el grado de éxito que alcanzamos en el mundo.

Una vez más, una referencia extraída de la enseñanza histórica de Jesús preservada en el evangelio perdido de Tomás expone esta relación y la clave de nuestro éxito a la hora de utilizar el espejo cuántico en nuestra vida. «Cuando hagáis de los dos uno —dice— os convertiréis en los hijos del hombre, y cuando digáis "montaña, aléjate", se apartará».[4] Con este enunciado, el maestro nos recuerda cuál es la verdadera naturaleza del Campo.

Para tener el máximo éxito posible a la hora de alterar las relaciones, la salud, la abundancia y el éxito que el Campo nos está reflejando, debemos tener claro cuál es el resultado que deseamos y, a la vez, no debemos estar apegados a dicho resultado. Aunque de entrada esto pueda parecer contradictorio, un examen detenido de la cuestión revela por qué es pertinente tanto especificar el deseo como desapegarse de él.

Cuando tenemos apego a un resultado en particular, solo podemos tener ese apego si comparamos nuestra experiencia con otra u otras. Y a causa de la comparación caemos en la vieja trampa del juicio. Tendemos a contemplar nuestra experiencia a la luz de lo que otros han logrado y a juzgar que tenemos éxito o fracasamos a partir de esa comparación.

La pregunta que conviene que nos hagamos es quién o qué debe ser nuestro punto de referencia. Si la respuesta es que el punto de referencia que concebimos es cualquier cosa distinta de nuestra experiencia directa, ya sabemos cuál es la causa de nuestro juicio. Cuando no comparamos nuestro grado de logro con el de ninguna otra persona ni con ningún suceso —es decir, cuando hacemos de los dos uno—, todo lo que queda es el esfuerzo en sí. Y si realmente hemos hecho todo lo que hemos podido en el momento, solo podemos tener éxito. Este es el poder que tienen las palabras de Jesús con respecto a hacer «de los dos uno».

CÓMO USAR LOS CÓDIGOS DE PODER

Ser concreto y conciso es la clave para tener éxito en cualquier conversación que mantengamos con el Campo de energía universal que conecta todas las cosas. Cuando estés preparado para aplicar el primer código de poder, *quiero*, o el segundo código de poder, *yo soy*, para manifestar lo que deseas, sigue las pautas siguientes para que tu experiencia sea la mejor posible.

Siguiendo los pasos que se describen en «Cómo utilizar los códigos de sabiduría» (ver la página 25), establece la coherencia entre tu corazón y tu cerebro. Es fundamental que lo hagas enfocándote en la conciencia, la respiración y el sentimiento de corazón en lugar de hacerlo desde la mente.

A continuación, desde el espacio de desapego objetivo creado por la armonía entre el corazón y el cerebro, di, ya sea en silencio o en voz alta, «Quiero» o «Yo soy», y enuncia a continuación, de forma clara y concisa, cuál es el resultado que deseas.

- Quiero ____ .
- Yo soy ____ .

Seguidamente, aplícate al máximo para *sentir* el resultado que estás enunciando, implicando en ello todos los sentidos posibles: siente la gratitud y la alegría debidas a la manifestación del resultado, escucha el sonido de tu propia voz en presencia del resultado manifestado, contempla el resultado claramente en tu mente, etc.

Para finalizar, expresa agradecimiento; di, en silencio o en voz alta, «gracias» al Campo mismo; no digas «doy gracias», pues esto te alejaría un paso de la gratitud que estás expresando.

Notas

Notas

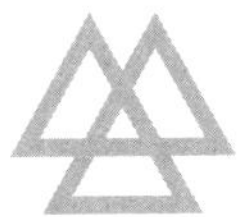

SÉPTIMA PARTE

Las parábolas

Los seres humanos no están equipados para comprender la lógica; están equipados para comprender historias.

ROGER C. SCHANK, CIENTÍFICO COGNITIVO[1]

El propósito de los códigos de sabiduría que se exponen en este libro es ofrecer un conjunto de palabras específicas que han sido pulidas y «normalizadas» en oraciones, mantras y cánticos a lo largo de los siglos para ayudarnos a sentir de otra manera nuestra vida y nuestro mundo. Además de las palabras y frases breves que se utilizaban a menudo en el pasado, los eruditos y los grandes maestros también han usado las historias simples conocidas como *parábolas* de manera similar. Si bien la longitud del texto de una parábola puede dificultar su uso como canto u oración, los mensajes que transmiten las parábolas tienen el poder de cambiar la percepción que tenemos de la vida y del mundo. De esta manera, nosotros mismos cambiamos. Por esta razón, he incluido dos parábolas en este conjunto de códigos de sabiduría. Espero que valores tanto su presencia en tu vida como yo las valoro por la repercusión que han tenido en la mía.

EL PODER DE LAS PARÁBOLAS

Somos una especie a la que le encantan las historias. Nos las contamos por una sencilla razón: porque son efectivas. El novelista Scott Turow sintetizó muy bien este hecho cuando preguntó: «¿Quiénes somos […] sino las historias que contamos sobre nosotros mismos, especialmente si las aceptamos?».[2] Nuestras historias nos ayudan a encontrarle sentido al mundo y a lo que vemos que sucede en él. También nos ayudan a aprender importantes lecciones de vida y a sanar de los dolores existenciales. A través de nuestras historias, también preservamos lo que aprendemos de una manera que podemos transmitir fácilmente a nuestros hijos y a las generaciones futuras.

Hemos compartido y registrado nuestras historias desde el momento en que los primeros miembros de nuestra especie empezaron a comunicarse entre sí. Los aborígenes australianos, por ejemplo, cuentan con una de las tradiciones culturales ininterrumpidas más largas del mundo. Los análisis científicos han confirmado que algunas de sus pinturas rupestres tienen veintiocho mil años de antigüedad. Y se cree que algunas que habían quedado selladas herméticamente son incluso más antiguas; ¡se estima que su antigüedad es de treinta y dos mil años![3] Desde estos ejemplos antiguos hasta los relatos científicos modernos que ofrecen explicaciones más recientes de los orígenes de la humanidad, hemos explicado el cosmos y el lugar que ocupamos en él a través de historias, metáforas y parábolas. A todos nos gusta acurrucarnos para experimentar una buena historia a través de un libro o una película, pero la razón por la que nos gusta tanto hacer esto tiene que ver con algo más que el deseo de entretenimiento.

Nuevos descubrimientos realizados en el campo de la psicología y las ciencias cognitivas permiten inferir que el cerebro humano está literalmente «programado» para recibir y contar historias como una forma de recordar información vital. Reconocemos esta conexión intuitivamente, ya que normalmente nos es más fácil recordar la historia de las relaciones que hay entre las fases de la luna y la fertilidad, por ejemplo —algo asociado con la supervivencia—, que recordar hechos, números y datos estadísticos aislados. El científico cognitivo Roger Schank nos da la razón que subyace a esta simple verdad: «Los humanos no están configurados de forma ideal para comprender la lógica; están configurados de forma ideal para comprender historias».[4] Parece que nuestras neuronas están genéticamente más predispuestas a «conectarse y dispararse» en respuesta a las relaciones que se describen en las historias que a hacerlo en respuesta a los datos y hechos aislados.

Como explica Jonathan Gottschall en su libro *The Storytelling Animal* [El animal que cuenta historias], el acto de compartir la misma historia una y otra vez «perfecciona las vías neuronales que conducen a manejarse hábilmente con los problemas de la vida».[5] En otras palabras: es el acto de compartir una idea a través de la descripción repetida de una experiencia identificable lo que hace que esa idea se mantenga viva y sea relevante en nuestra comunidad. Esta idea puede pertenecer a cualquier ámbito: la ética, la moral, la cosmología, habilidades simples para manejarse por la vida… Lo fundamental es que la historia ilustra una situación de una manera que nos ayuda a aprender de la experiencia de otra persona, a sanar de una experiencia o a evitar las consecuencias de una situación difícil.

EL EVANGELIO DE TOMÁS

Tal vez el más conocido de los manuscritos descubiertos en Nag Hammadi, al que me he referido anteriormente, en el decimoquinto código de sabiduría, es el Evangelio de Tomás. También conocido como el Evangelio copto de Tomás y con el nombre oficial Códice II, la versión del Evangelio de Tomás de los manuscritos de Nag Hammadi es el único registro completo de este controvertido escrito. Comienza con esta declaración relativa al origen de los ciento catorce dichos y parábolas que contiene: «Estas son las palabras ocultas que dijo el Jesús viviente y que Judas Tomás Dídimo escribió».[6]

No existe consenso entre los eruditos actuales acerca de si Judas Tomás Dídimo (el apóstol bíblico Tomás) es en realidad el autor del documento, pero las palabras del manuscrito hablan por sí solas. A través de un uso magistral de la parábola, este escrito ofrece visiones excelentes sobre la condición humana. Describe unos tipos de experiencias que aún podemos reconocer en nuestra vida en la actualidad.

Parábola núm. 1

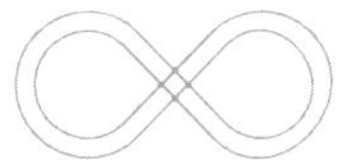

La mujer y el cántaro

1.ª PARÁBOLA: La parábola de la mujer y el cántaro.

USO: Esta clave nos recuerda que nuestra capacidad de amar a otra persona está directamente relacionada con la capacidad que tenemos de amarnos a nosotros mismos.

FUENTE: El Evangelio de Tomás, que fue descubierto en toda su integridad como parte de los manuscritos de Nag Hammadi (Egipto), en 1945.

Durante la infancia, aprendemos a dejar de ser fieles a nosotros mismos para sobrevivir a los desafíos de la vida. A veces, este acto de infidelidad con uno mismo puede ser tan simple como que una chica se amolde al deseo de su padre y sus hermanos de ver una película de guerra en lugar de la historia de amor que habría elegido, porque las personas de sexo masculino del hogar la superan en número. El patrón de sentirse minusvalorado en la familia de origen se suele traducir más adelante en que uno no se siente escuchado en el lugar de trabajo o por los amigos y la pareja.

A veces no somos fieles a nosotros mismos en un nivel mucho más profundo, como cuando «cedemos» y aceptamos hacer algo que sabemos, en lo más íntimo, que no es bueno para nosotros. Cada vez que cedemos a las presiones o las tentaciones, perdemos algo en nuestro interior: nuestro sentimiento de valía y autoestima, y nuestra confianza en que no supone un riesgo compartir las propias opiniones y sentimientos. Aunque este tipo de pérdidas pueden tener lugar de formas socialmente aceptables, son dolorosas.

Obligar a los niños a asumir roles de adultos y a perder su infancia después de una ruptura familiar, por ejemplo; la pérdida de la identidad racial a través de la asimilación cuando culturas heterogéneas son obligadas a convivir, y la represión de las emociones de dolor, ira y pérdida para sobrevivir a un trauma infantil son algunas de las muchas formas en que solemos perder partes valiosas de nosotros mismos. El versículo 97 del Evangelio de Tomás cuenta la parábola de la mujer y el cántaro, la cual constituye uno de los recordatorios más directos y contundentes de las consecuencias que tiene el hecho de acumular pérdidas a lo largo del tiempo. Este es el texto íntegro de la parábola:

El reino del padre es como una mujer que llevaba un cántaro lleno de harina. Mientras iba andando por el camino, y encontrándose aún a cierta distancia de su casa, el cántaro se rompió y la harina fue cayendo detrás de ella. La mujer no se dio cuenta; no advirtió ningún incidente. Cuando llegó a su casa, dejó el cántaro en el suelo y lo encontró vacío.[1]

¿QUÉ SIGNIFICA ESTA PARÁBOLA?

Cuando examinamos los enunciados que componen la parábola uno por uno, descubrimos una verdad importante sobre nosotros mismos y la relación que tenemos con el amor.

1. «El reino del padre es como una mujer que llevaba un cántaro lleno de harina».

En el lenguaje bíblico, a menudo se acude a la imagen del vaso o el cántaro para hacer referencia al cuerpo humano; lo vemos, por ejemplo, en la segunda epístola a Timoteo: «Quien se conserve libre de estos [errores], será un *vaso* de honor [...]» (2 Timoteo, capítulo 2, versículo 21).

En la parábola que estamos comentando, el cántaro que lleva la mujer somos nosotros. Nosotros somos el recipiente que contiene algo de inmenso valor. Y así como la mujer va perdiendo, poco a poco, algo valioso que llevaba (comida para su familia), la parábola nos recuerda que también nosotros vamos perdiendo algo valioso que llevamos en nuestro cántaro, a menudo sin que ni siquiera nos demos cuenta: nuestra capacidad de recibir y dar amor.

La harina que hay en el cántaro es nuestro amor y sus abundantes expresiones, entre ellas la capacidad que tenemos de compadecernos y cuidar de los demás. Como vemos en los ejemplos bíblicos, como el que consta en la segunda epístola a los corintios, es dentro del recipiente que es nuestro cuerpo donde llevamos el tesoro terrenal de nuestro amor: «Pero tenemos este tesoro en vasijas de barro, para que quede claro que este poder extraordinario viene de Dios, y no de nosotros» (2 Corintios, capítulo 4, versículo 7). A lo largo de nuestra vida, es a través de las distintas cualidades del amor consolamos, cuidamos y apoyamos a los demás, y también a nosotros mismos, en medio de las dificultades. Cuando perdemos a las personas, los lugares, los animales y las cosas que apreciamos, son precisamente estas cualidades las que nos dan la fuerza que nos permite sobrevivir a la pérdida y superar la experiencia.

2. «Mientras iba andando por el camino, y encontrándose aún a cierta distancia de su casa, el cántaro se rompió y la harina fue cayendo detrás de ella».

Debido a que compartimos nuestro amor, nuestra compasión y nuestro cuidado voluntariamente, estas son también las partes de nosotros que podemos perder con mayor facilidad, que podemos entregar inocentemente o que nos pueden quitar aquellos que tienen poder sobre nosotros. Cada vez que confiamos lo suficiente como para amar a alguien o preocuparnos por alguien y esa confianza es violada, es como si se rompiese el cántaro y este perdiese la harina que es nuestro amor. Perdemos un poco de nosotros mismos a raíz de esa experiencia. Y a menudo aprendemos a sobrevivir a nuestras heridas más profundas y a las mayores traiciones de las que somos objeto mostrándonos reticentes a abrirnos de nuevo a experimentar esa vulnerabilidad. Este es nuestro mecanismo de protección. Y cada vez que reducimos nuestra disposición a amar cerrando el acceso a nuestra naturaleza cariñosa y compasiva, somos como la harina que va saliendo, progresivamente, del cántaro que lleva la mujer.

3. «La mujer no se dio cuenta; no advirtió ningún incidente».
Poco a poco vamos perdiendo nuestra capacidad, e incluso nuestra voluntad, de amar. Y esta pérdida suele tener lugar sin que nos demos cuenta de que se está produciendo. Las razones de nuestra pérdida pueden ser desde que dejamos de ser fieles a nosotros mismos para «ceder» a exigencias poco razonables o para apaciguar la ira de nuestra familia hasta que aseguramos nuestra propia supervivencia participando en prácticas poco saludables y, a veces, incluso ilegales con el fin de sentirnos seguros en una relación. En ocasiones, estas prácticas se vuelven tan rutinarias que las realizamos sin reconocer la magnitud de nuestra pérdida. Como en la parábola, no advertimos los incidentes. No nos damos cuenta de lo que ha ocurrido hasta que un día buscamos en nuestro cántaro y descubrimos que nos cuesta amar a otra persona porque hemos perdido el amor que teníamos antaño por nosotros mismos.

4. «Cuando llegó a su casa, dejó el cántaro en el suelo y lo encontró vacío».
Cuando nos encontramos en un punto de la vida en el que hallamos a alguien a quien realmente queremos amar, a

alguien a quien realmente queremos abrirnos y con quien queremos estar, buscamos el amor en nuestro cántaro, pero descubrimos que se ha ido. En lugar del amor que pensábamos encontrar, vemos que solo hay vacío. La razón es que nos hemos ido perdiendo con el tiempo, poco a poco, en las experiencias a las que sí nos abrimos, por haber confiado lo suficiente en ellas.

¡BUENAS NOTICIAS!

El propósito de esta parábola es recordarnos que la capacidad que tenemos de amar a otra persona tiene sus raíces en la capacidad que tenemos de amarnos a nosotros mismos. La buena noticia que el maestro Jesús transmitió en las enseñanzas subsiguientes del Evangelio de Tomás es que las partes de nosotros que parecen estar ausentes y el amor que parece haber desaparecido siguen estando ahí, en realidad. No se han perdido para siempre. Así como el alma nunca puede ser destruida, nuestra verdadera naturaleza nunca puede perderse. Durante los momentos en que el mundo nos pareció un lugar inseguro, lo que hicimos fue encubrir esas partes de nosotros mismos y esconderlas para protegerlas. Cuando reconocemos los juicios que nos llevan a tapar las heridas más profundas que nos ha infligido la vida, nos embarcamos en un proceso acelerado de sanación personal. La clave para sanar nuestros juicios se encuentra en las parábolas que siguen a la de la mujer y el cántaro.

En el versículo 106 del Evangelio de Tomás, Jesús dice: «Cuando hagáis de los dos uno, os convertiréis en los hijos del hombre, y cuando digáis "montaña, aléjate", se apartará».[2] En otras palabras: cuando trascendemos nuestros conceptos polarizados, basados en los juicios, de lo correcto y lo incorrecto, lo bueno y lo malo, y el éxito y el fracaso, recuperamos las partes perdidas de nosotros mismos, incluida nuestra capacidad de amar (la harina de nuestro cántaro) antes de que se nos escape.

DESCUBRIR EN OTRAS PERSONAS LO QUE HEMOS PERDIDO EN NOSOTROS MISMOS

La razón por la que a veces traicionamos nuestras creencias, nuestro amor, nuestra confianza y nuestra compasión es simple: es la supervivencia. De niños, es posible que descubriéramos que era más fácil permanecer en silencio que expresar una opinión, a riesgo de vernos ridiculizados y menospreciados por nuestros padres, hermanos o compañeros. Si somos objeto de injurias en una familia, nos resulta mucho más seguro «ceder» y olvidar que resistirnos a quienes tienen poder sobre nosotros. Como sociedad, aceptamos el asesinato de otras personas en un contexto de guerra, por ejemplo, la cual justificamos como una circunstancia especial en la que es legítimo quitar una vida.

Todos hemos sido condicionados hasta cierto punto a renunciar a nosotros mismos ante el conflicto, la enfermedad y las emociones abrumadoras. Y si bien a veces nos sacrificamos conscientemente, en la mayor parte de las ocasiones lo hacemos de maneras que solo se están empezando a comprender en la actualidad. En cada caso, tenemos la oportunidad de ver una gran posibilidad en lugar de juzgar eso como bueno o malo. En nuestro interior hay un vacío que ha ganado terreno cada vez que nos hemos desprendido de una parte de nosotros mismos para encontrarnos en el punto en el que nos hallamos actualmente en la vida. Este vacío está aguardando a ser llenado;

estamos buscando constantemente lo que sea que pueda llenarlo, y haremos lo que sea necesario con este fin.

CUANDO NUESTRO CÁNTARO ESTÁ VACÍO

Cuando conocemos a una persona que tiene dentro de sí los atributos que hemos perdido o entregado, o que nos han quitado quienes tienen algún poder sobre nosotros, experimentamos una especie de éxtasis. La esencia complementaria de esa persona llena nuestro vacío interior y decimos que nos sentimos «plenos», «completos». Y haremos cualquier cosa para mantener viva esa sensación de plenitud. Esta es la clave para comprender lo que sucede cuando nos encontramos misteriosa y magnéticamente atraídos por otra persona sin una razón evidente. Cuando encontramos las piezas que hemos «perdido» en otros individuos, nos sentimos atraídos hacia ellos o ellas de una forma muy fuerte e irresistible. Incluso puede ser que creamos que «necesitamos» a esas personas en nuestra vida, hasta que recordamos que lo que nos atrae tanto de ellas es algo que aún tenemos en nuestro interior, si bien está dormido. Si somos conscientes de que todavía tenemos esos rasgos y características, podemos destaparlos y reincorporarlos nuevamente a nuestra vida. Cuando hacemos esto, descubrimos de pronto que ya no nos sentimos fuerte, magnética e inexplicablemente atraídos por la persona que había reflejado esos rasgos para nosotros.

Cuando reconocemos los sentimientos que tenemos por los demás por lo que son y no por lo que nuestro condicionamiento ha hecho que sean, pasamos a saber por qué nos hemos sentido misteriosamente atraídos por otros individuos.

Ese sentimiento inexplicable que tenemos cuando estamos con una de esas personas (ese magnetismo y ese fuego que nos hace sentir tan vivos) ¡somos nosotros en realidad! Es la esencia de esas partes de nosotros mismos que hemos perdido y nuestro reconocimiento de que queremos que vuelvan a estar presentes en nuestra vida.

RECONOCER EN OTRAS PERSONAS LO QUE HAS PERDIDO: UN EJERCICIO

En su momento, cada uno de nosotros entregamos magistralmente las partes de nosotros mismos que sentimos que debíamos entregar por el bien de nuestra supervivencia física o emocional. Tal vez aún lo estemos haciendo. Cuando hacemos esto, es fácil que pasemos a tener un sentimiento de inferioridad y quedemos atrapados en la creencia de que solo nos queda lo que no hemos entregado. En el caso de algunas personas, el intercambio tiene lugar antes de que lo adviertan, y no se dan cuenta de lo que ha sucedido. En el caso de otras, se trata de una elección consciente.

Cuando encuentres a alguien que te inspire una sensación de familiaridad, te invito a que te sumerjas en el momento. Está ocurriendo algo poco frecuente y valioso para ambos. Acabas de encontrar a alguien que ha conservado las partes de ti que estás buscando. A menudo, esta es una experiencia recíproca, pues la otra persona se siente atraída hacia ti por la misma razón.

Utiliza tu capacidad de discernimiento e inicia una conversación si crees que es apropiado. Empieza a hablar de cualquier cosa, lo que sea, para mantener el contacto visual.

Mientras estás hablando, hazte esta sencilla pregunta para tus adentros: «¿Qué veo en esta persona que he perdido, que he entregado o que me han quitado quienes tienen poder sobre mí?». Casi de inmediato, aparecerá una respuesta en tu mente. Es posible que sea algo tan simple como una sensación de reconocimiento, o tan claro como una voz interior que reconoces y que ha estado contigo desde la infancia.

Las respuestas suelen ser palabras sueltas o frases cortas. Tu cuerpo sabe lo que es significativo para ti. Tal vez reconoces una belleza en esa persona que sientes que no está presente en tu interior por el momento. Quizá se trate de la inocencia que manifiesta esa persona en la vida, la elegancia con la que se desplaza por el pasillo del supermercado, la confianza que siente mientras realiza la tarea que tiene entre manos o, sencillamente, el resplandor de su vitalidad.

Vuestro encuentro debe durar unos segundos solamente, unos minutos como máximo. Esos breves momentos son tu oportunidad de sentir la alegría y la euforia del momento. Ese eres tú en el acto de encontrar algo de ti mismo en otra persona, algo que ya tienes, lo cual te hace sentir que ese algo despierta.

El espejo de la pérdida es probablemente algo con lo que se enfrentan todos los días quienes se atreven a reconocer la sensación de familiaridad en unos encuentros tan momentáneos. Descubrimos esa completitud en nosotros mismos cuando los demás nos reflejan nuestra verdadera naturaleza. Colectivamente, buscamos nuestra completud, e individualmente, creamos las situaciones que nos llevan a encontrarla.

Desde los sacerdotes y los profesores hasta las personas de más edad que velan por los jóvenes, como los padres que velan por sus hijos, todos son catalizadores de sentimientos.

En esos sentimientos, encontramos aquello que anhelamos en nosotros mismos, aquello que sigue estando en nosotros si bien permanece oculto tras la máscara de quien creemos que somos. Esto es natural, es humano. Comprender lo que realmente dicen de ti los sentimientos que tienes por los demás puede convertirse en tu mejor herramienta para descubrir tu mayor poder.

CÓMO USAR LA PRIMERA PARÁBOLA

Lee esta parábola en silencio o en voz alta. A medida que vayas leyendo cada frase, reflexiona sobre el hecho de que el contenido de esta vieja parábola es una metáfora que puede tener que ver con tu vida actual. Hazte las siguientes preguntas para tus adentros:

- «¿Reconozco un paralelismo entre la mujer que lleva el cántaro de harina por el camino y yo como recipiente humano que lleva amor, confianza y fe en mi viaje por la vida?».
- «Así como la mujer no se dio cuenta de que la harina se iba virtiendo lentamente del cántaro que llevaba, ¿he perdido o entregado partes de mí mismo, o me las han quitado quienes tienen poder sobre mí, o he ido perdiendo mi energía al responder a las necesidades de mi familia y mis clientes, gradualmente con el tiempo, y no he advertido la pérdida?».
- «Cuando la mujer fue a buscar la harina del cántaro, este estaba vacío. ¿He entregado tanto de mí mismo en el transcurso de mi vida (es decir, he vaciado tanto

mi recipiente emocional) que ahora me resulta difícil amar plena y completamente cuando realmente quiero hacerlo?».

- «¿Cómo puedo reclamar las partes de mí mismo que perdí, entregué o me quitaron quienes tenían, o aún tienen, poder sobre mí?».

Proponte ser consciente de cuáles son las personas con las que te sientes bien cuando estás cerca de ellas.

Notas

Notas

Parábola núm. 2

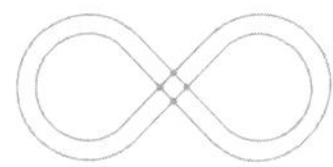

La flecha envenenada

2.ª PARÁBOLA: La parábola de la flecha envenenada.

USO: Este código de sabiduría nos recuerda el beneficio práctico que presenta el hecho de lidiar de inmediato con las condiciones que nos presenta la vida, en lugar de esperar que se cumplan unas condiciones previas que tal vez no se manifestarán jamás.

FUENTE: La parábola de la flecha envenenada (sermón incluido en el Sutta Pitaka budista).

La parábola de la flecha envenenada expone una situación hipotética que constituye la base de una historia admonitoria muy conocida entre los budistas. La tradición dice que Buda ofreció esta parábola en respuesta a repetidas preguntas sobre temas que él sentía que era innecesario explorar y que no merecían ser objeto de reflexión. Cuando un monje le pide que responda a una serie de preguntas filosóficas sobre la naturaleza de la vida, el cosmos, la realidad y la existencia humana, Buda se niega a abordar todos y cada uno de estos temas debido a la naturaleza incognoscible de las respuestas. Según el texto conocido como Sabbasava Sutta (o Sutra), el monje hizo estas dieciséis preguntas:

¿Qué soy? ¿Cómo estoy? ¿Soy yo? ¿No soy yo? ¿Existí en el pasado? ¿No existí en el pasado? ¿Qué era yo en el pasado? ¿Cómo era yo en el pasado? Habiendo sido qué, ¿en qué me convertí en el pasado? ¿Existiré en el futuro? ¿No existiré en el futuro? ¿Qué seré en el futuro? ¿Cómo seré en el futuro? Habiendo sido qué, ¿en qué me convertiré en el futuro? ¿De dónde vino esta persona? ¿Adónde irá?

Ante la insistencia de su interlocutor, Buda manifiesta que es una pérdida de tiempo reflexionar sobre estas cuestiones esotéricas. La parábola de la flecha envenenada es la forma en que Buda ilustra por qué piensa esto y el razonamiento subyacente a su respuesta.

En el libro *Las claves del zen*, el erudito budista Thich Nhat Hanh comparte esta versión de la parábola de la flecha envenenada:

Supongamos que un hombre es alcanzado por una flecha envenenada y el médico quiere sacar la flecha de inmediato. Supongamos que el hombre no quiere que le quiten la flecha hasta saber quién la disparó, su edad, quiénes son sus padres y por qué la disparó. ¿Qué pasará? Si el médico tiene que esperar hasta que todas estas preguntas obtengan respuesta, podrá ocurrir que el hombre muera antes.[1]

¿QUÉ SIGNIFICA ESTA PARÁBOLA?

En esta concisa parábola se nos recuerdan tres factores que a veces se interponen entre nosotros y la realización de nuestros sueños, deseos, metas y potenciales:

- A veces incurrimos en distracciones que hacen que no tomemos decisiones importantes y no acometamos acciones significativas y oportunas en la vida.
- Al postergar la toma de decisiones, a veces creamos unas condiciones que son peores que la situación inicial que queríamos evitar.
- La consecuencia de retrasar una decisión difícil es que nos damos menos opciones entre las que elegir.

Ahora, examinemos la parábola por partes. Buda ofrece esta historia hipotética para ilustrar su forma de pensar. Propone que un hombre que va caminando por un sendero es alcanzado repentinamente por una flecha envenenada disparada desde el arco de un arquero invisible y desconocido. La herida es grave. El hombre está sangrando mucho y lo llevan a un médico para que le quite la flecha y detenga la hemorragia.

Las distracciones

Sin embargo, en presencia del médico, el hombre retrasa el procedimiento al señalar unos factores (unas distracciones disfrazadas de preguntas) que deben abordarse *antes* de que le quiten la flecha. Pero las preguntas que hace no pueden responderse con rapidez. El herido quiere conocer, primero, la identidad del hombre que disparó la flecha. A continuación quiere saber cuál es la edad del arquero, cuáles son sus antecedentes familiares y, por último, por qué le disparó a él solamente.

La dilación

Aunque las preguntas que hace el hombre son razonables y las respuestas a las preguntas pueden proporcionar información e incluso ser interesantes, no son necesarias. El médico no necesita esas respuestas para poner remedio a la amenaza inmediata y quitar la flecha que está clavada en el cuerpo del hombre. El interrogatorio le permite al hombre posponer lo que seguramente será un proceso doloroso (el de la extracción de la flecha).

Las consecuencias

Como las respuestas no pueden saberse en el momento presente y los misterios que envuelven al arquero tampoco pueden resolverse, la consecuencia de retrasar la intervención es que la vida del hombre está cada vez más en riesgo. Lo prudente es remediar el peligro y retirar la flecha de inmediato para que el proceso de curación pueda empezar. La consecuencia de no hacerlo será que el hombre seguirá desangrándose y acabará por morir.

Como suele ocurrir en las parábolas, la historia quiere mostrar algo, pero no sabemos cómo termina la situación. No llegamos a saber si le quitan la flecha al hombre o si este sobrevive a su insistencia en disponer de la información primero.

Nuestra pregunta

¿Con qué frecuencia nos encontramos incurriendo en distracciones con el fin de retrasar la adopción de una decisión difícil? ¿Con qué frecuencia justificamos la demora de una elección insistiendo en que necesitamos más datos para tomar una decisión que ya hemos tomado de forma intuitiva? ¿Y con qué frecuencia descubrimos que las situaciones relativas a nuestras relaciones, nuestra salud y nuestro trabajo se vuelven más difíciles, e incluso más complejas, debido a nuestra postergación?

Desde cuestiones personales relativas a nuestra vida íntima hasta los problemas globales como el cambio climático, experimentamos distracciones que retrasan nuestra toma de decisiones casi a diario. ¿Cuánta más información necesitamos, por ejemplo, para convencernos de que estamos en una relación que no es saludable antes de elegir hacer algo saludable para nosotros mismos y dejar la relación? ¿Cuántos estudios de testigos de hielo y mediciones del nivel del mar tenemos que realizar antes de aceptar que el cambio climático es un hecho y debemos adaptarnos a los cambios lo antes posible? En estas situaciones, somos como el hombre alcanzado por la flecha. No necesitamos conocer los detalles de fondo ni comprender toda la historia de las circunstancias que nos están generando estrés. No necesitamos saber sobre la infancia que tuvo una pareja abusiva, sus relaciones anteriores o sus problemas de salud para tener claro que lo que está sucediendo en el momento no es bueno para nosotros. Y aunque se puede seguir debatiendo otro cuarto de siglo sobre cuáles son las causas del cambio climático, no es preciso tener las respuestas para saber que necesitamos adaptarnos ahora.

Como el hombre de la flecha, mientras estamos retrasando la eliminación del «veneno» de una mala relación o de la inacción en cuanto al cambio climático, podemos sucumbir a la ponzoña antes de sentirnos satisfechos con nuestras distracciones. Y como el hombre de la flecha, cuanto antes saquemos el veneno de nuestra vida, antes podremos empezar a sanar.

CÓMO USAR LA SEGUNDA PARÁBOLA

Lee la parábola en silencio o en voz alta. Centrado en tu corazón (consulta «Cómo utilizar los códigos de sabiduría», en la página 25), hazte las preguntas siguientes, para tus adentros:

- «¿Reconozco un paralelismo entre el hombre que fue alcanzado por la flecha, la forma en que concibió distracciones para retrasar el dolor asociado a la extracción de la flecha y la forma en que estoy abordando decisiones difíciles en este momento?».
- «¿Qué problemas, situaciones o personas presentes en mi vida están dañando mi salud y mis sueños y deseos como la flecha envenenada de esta parábola?».
- «¿Cuáles son las consecuencias de mi dilación?».

- «¿Cuáles son las mejores opciones que tengo a mi disposición para asumir la responsabilidad de mi situación y de las decisiones que debo tomar?».

Proponte ser consciente de las respuestas que te llegan cuando haces estas preguntas desde la mente unificada del corazón en lugar de hacerlas desde la polaridad de la mente del cerebro.

Notas

AGRADECIMIENTOS

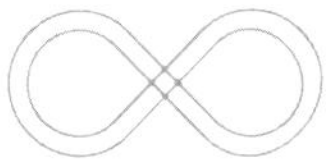

Este es mi noveno libro como autor de Hay House. Sin embargo, el hecho de escribirlo fue solo el comienzo del proceso cooperativo que permitió que viese la luz (en inglés). Una comunidad esmerada de correctores de estilo; editores de pruebas; diseñadores gráficos; estrategas de medios sociales, *marketing* y publicidad; productores de eventos; representantes de ventas; distribuidores de libros, y compradores de libros que trabajan para librerías tuvieron que organizar sus agendas en torno a mi promesa de que el manuscrito estaría listo para cuando prometí que lo estaría. Aunque nunca conoceré a la mayoría de los miembros de esta comunidad personalmente, sé que están ahí y es un gran honor para mí que estemos embarcados en la misma empresa. Estoy eternamente agradecido por todo lo que hacen cada día para difundir la información, los conocimientos, las técnicas y las historias humanas que hacen que este mundo sea un lugar mejor. Me gustaría aprovechar esta oportunidad para expresar mi gratitud a aquellos cuyos esfuerzos han contribuido a hacer posible este libro. Específicamente, quiero expresar mi gratitud a estas personas:

A Louise Hay por su fe inquebrantable en nuestro potencial para sanar y en la idea de que el amor hacia uno mismo es sanador, y por expresar su visión como la familia extraordinaria que se ha convertido en Hay House. Aunque Louise dejó este mundo antes de la finalización de este volumen (en inglés), sus pensamientos filosóficos intuitivos sentaron las bases para su escritura.

A Reid Tracy, por tu visión y dedicación personal a la forma verdaderamente extraordinaria de hacer negocios que se ha convertido en el sello distintivo del éxito de Hay House, y especialmente por tu apoyo, tus magníficos consejos y la confianza que has tenido en mí y en mi trabajo durante dieciséis años. ¡Estoy impaciente por ver adónde nos llevarán los próximos dieciséis!

A Margarete Nielsen, directora de operaciones, por tu visión, tu dedicación y tu liderazgo. Estoy especialmente agradecido por tus sabios consejos, que me permiten asomarme, desde mi escritorio de Nuevo México, al enorme mundo, siempre cambiante, de los medios y las publicaciones; también agradezco especialmente la confianza que tienes en mí y en mis decisiones, y tu amistad y apoyo permanentes.

A Patty Gift, vicepresidenta y editora. ¿Quién podría haber sabido, cuando me presentaste a Harmony Books en 1999, adónde nos llevaría nuestro viaje? Gracias por tu confianza, tus consejos, tu sabiduría y tu apoyo a lo largo de dos décadas de cambios vitales y mundiales. Y, sobre todo, gracias por tu amistad inquebrantable.

A Anne Barthel, directora editorial de Hay House en Estados Unidos. Me siento honrado y bendecido de que seas mi gurú literaria más asombrosa y talentosa, mi editora más espectacular, mi asesora de confianza y, ahora, mi querida amiga.

A todos y cada uno de los integrantes del mayor grupo de personas con el que pude haber imaginado trabajar, es decir, los muchos miembros de nuestra familia global de Hay House. Entre ellos, voy a mencionar los siguientes: Sergio García y todos los miembros de nuestro equipo web; Alexandra Israel, extraordinaria publicista de alto nivel que me promociona a escala mundial; Lindsay McGinty, directora asociada de Publicidad y Comercialización de Libros y mi directora de publicidad en el mundo; Tricia Breidenthal, directora de Arte, y su equipo de diseñadores y artistas pacientes y talentosos; Rocky George, el técnico de sonido perfecto, cuyo oído da con el sonido adecuado, y Melissa Brinkerhoff, directora de Atención al Cliente. A todos vosotros os doy las gracias por estar siempre ahí para mí y mi equipo para apoyarnos mientras probamos nuevas formas de compartir las ideas que expongo en mis libros y por las mesas perfectamente surtidas de libros que disponéis en nuestras conferencias. ¡Sois los mejores, sin lugar a dudas! No podría pedir un grupo de personas más asombroso con el que trabajar o un equipo más esmerado como apoyo a mi trabajo. Vuestro entusiasmo y profesionalidad son insuperables y estoy orgulloso de formar parte de todo lo bueno que la familia Hay House aporta a nuestro mundo.

Doy las gracias a Ned Leavitt, mi único agente literario; muchas gracias por tu sabiduría, tu integridad y el toque humano que aportas a cada hito que alcanzamos juntos. Con tu arte a la hora de conducir nuestros libros por el cambiante mundo de las publicaciones, hemos llegado a innumerables personas en más de setenta países, en seis continentes, con nuestro empoderador mensaje de esperanza y posibilidad. Si bien valoro profundamente tu orientación impecable, estoy especialmente agradecido por la confianza que tienes en mí y nuestra amistad.

Mi más sincera gratitud y mi más profundo aprecio hacia Stephanie Gunning, mi extraordinaria editora supervisora durante dieciséis años, que no ha dejado de ser una querida amiga. Cuentas con mi respeto más profundo por el conocimiento que tienes del mundo, tus impecables habilidades lingüísticas y tu capacidad de tratar cada uno de nuestros libros como si fuera el primero, y con mi gratitud por la forma en que, generosamente, viertes tus dones en cada uno de nuestros proyectos.

Estoy orgulloso de ser parte del equipo virtual, y de la familia, que ha crecido en torno al apoyo a mi trabajo a lo largo de los años, del cual forma parte Lauri Willmot, mi querida amiga y confidente desde 1996 y actualmente directora ejecutiva de nuestra empresa, Wisdom Traditions. Admiro tu fuerza, sabiduría y claridad de pensamiento; te respeto profundamente y aprecio las innumerables formas en las que estás siempre disponible, especialmente cuando más te necesito. Estoy ilusionado con el nuevo viaje en el que nos hemos embarcado y expectante por ver adónde nos llevará. ¡No puedes jubilarte hasta que yo lo haga!

Gracias, Rita Curtis, mi extraordinaria gerente comercial, y ahora mi amiga: agradezco profundamente tu visión, tu claridad y tus habilidades, que nos llevan de un punto a otro distinto cada mes. Y agradezco sobre todo tu confianza, tu apertura a nuevas ideas y, especialmente, nuestra creciente amistad.

A Elan Cohen, el productor de eventos y director de eventos en vivo más asombroso, y ahora, mi querido amigo. Gracias por tus habilidades visionarias, tu confianza en mí, tu apertura a mis ideas y la alegría que nos motiva a continuar con el viaje que emprendimos hace más de quince años.

A mi madre, Sylvia, quien apoyó mi pasión temprana por la ciencia, el arte y la música incluso cuando no entendía esos contenidos; y a mi hermano menor, Eric, por tu amor inagotable y por creer siempre en mí. Aunque nuestra familia de sangre es pequeña, juntos hemos descubierto que nuestra familia de amor extendida es más grande de lo que podríamos haber imaginado. Gracias por todo lo que aportáis a mi vida cada día.

A mi bella esposa, Martha, gracias por tu amistad duradera, tu amable sabiduría y tu amor omnipresente, que está conmigo todos los días de mi vida. Junto con *Woody «Bear»*, nuestro nuevo pequeño *Willow*, y nuestro recién fallecido *Nemo*, los seres peludos con los que compartimos nuestra vida, vosotros sois la familia por la que vale la pena regresar a casa después de cada evento. Gracias por todo lo que aportáis a mi vida.

Mando también un agradecimiento muy especial a todos los que habéis apoyado mi trabajo, lo cual incluye mis libros, grabaciones y conferencias en directo a lo largo de los años. Me siento honrado por vuestra confianza, asombrado por vuestra visión de un mundo mejor y profundamente agradecido por la pasión con la que os aplicáis en la manifestación de dicho mundo. A través de vuestra presencia, he aprendido a ser un mejor oyente y a escuchar las palabras que me permiten compartir nuestro empoderador mensaje de esperanza y posibilidad. A todos vosotros os estoy agradecido en todos los sentidos, siempre.

NOTAS

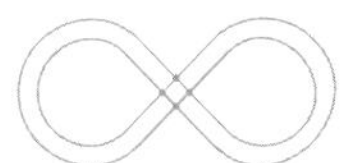

Epígrafes
1. Andrew Newberg, M.D. y Mark Robert Waldman (2012). *Words Can Change Your Brain: 12 Conversation Strategies to Build Trust, Resolve Conflicts, and Increase Intimacy.* Nueva York (EUA): Hudson Street Press, p. 3.
2. Emily Dickinson, Letters ('cartas').

Introducción
1. Benjamin Lee Whorf. «Science Linguistics», publicado originalmente en abril de 1940 en la *MIT Technology Review*, *42* (6), 229-231; reimpreso en 1956 en *Language, Thought, and Reality: Selected Writings of Benjamin Lee Whorf*, editado por John B. Carroll (Cambridge [Massachusetts], EUA: The MIT Press, Massachusetts Institute of Technology), pp. 212-214. Whorf murió de cáncer en 1941 antes de tener la oportunidad de publicar una versión completa de sus teorías. Aunque vieron la luz con éxito una serie de artículos antes de su muerte, incluido el que se acaba de mencionar, las reproducciones definitivas de su trabajo fueron publicadas póstumamente por colegas como G. L. Trager, quien publicó el artículo definitivo «The Systematization of the Whorf Hypothesis» [La sistematización de la hipótesis de Whorf]. Este es uno de los artículos que se utilizan normalmente para hacer referencia a las ideas de Whorf en la actualidad.
2. Roberto Cazzolla Gatti (marzo de 2016). «A Conceptual Model of New Hypothesis on the Evolution of Biodiversity». *Biologia*, *71* (3), 343, https://doi.org/10.1515/biolog-2016-0032. La mejor ciencia del siglo xxi ha acabado con ciento cincuenta años de

pensamiento basado en el modelo de Charles Darwin del principio fundamental de los sistemas naturales. En realidad, la naturaleza se basa en la cooperación, no en la competencia.

3. Andrew Newberg, M. D. y Mark Robert Waldman (2012). *Words Can Change Your Brain: 12 Conversation Strategies to Build Trust, Resolve Conflicts, and Increase Intimacy* (Nueva York [EUA]: Hudson Street Press, p. 3). Este libro de referencia apoya las ideas que Benjamin Lee Whorf propuso a principios del siglo xx y lleva la relación que mantienen los seres humanos con las palabras desde el nivel de las neuronas hasta otro más profundo, el de la expresión genética.

4. Andrew Newberg, M. D. y Mark Robert Waldman (27 de mayo de 2019), en «Words Can Change Your Brain», Therese J. Borchard, PsychCentral.com, https://psychcentral.com/blog/words-can-change-your-brain-2.

Cómo utilizar los códigos de sabiduría

1. Gregg Braden (2017). *Resiliencia desde el corazón* (Málaga, España: Sirio). (Título original: *Resilience from the Heart*, 2015). Este libro se publicó originalmente en 2014 con el título *The Turning Point* (*El punto crucial*). Se le cambió el título para poner el acento en las técnicas y aplicaciones del enfoque en el corazón y la coherencia basada en el corazón destinadas a fomentar la resiliencia personal.

Las palabras son los códigos

1. Patrick Rothfuss (2007). *The Name of the Wind*. Nueva York, EUA: DAW Books. [En español: (2011). *El nombre del viento*. España: Plaza & Janes].

2. Neil Douglas-Klotz, traductor al inglés (1994). *Prayers of the Cosmos: Meditations on the Aramaic Words of Jesus*. San Francisco (California), EUA: HarperSanFrancisco, pp. 86-87. [En español, como libro electrónico: (1999). *Plegarias del cosmos*. Grijalbo].

3. «The Gospel of Thomas (II, 2)», Helmut Koester y Thomas O. Lambdin, en *The Nag Hammadi Library*, editado por James M. Robinson (Nueva York, EUA: HarperCollins, 1990), p. 137. Los pergaminos conocidos colectivamente como Biblioteca de Nag Hammadi –los registros más antiguos y completos que se conocen de los textos del Nuevo Testamento– fueron descubiertos en 1945 en Egipto, solo un año antes de que se descubrieran los rollos del mar Muerto en las cuevas de Qumrán. El descubrimiento fue

especialmente significativo, además de controvertido, porque el hallazgo reveló que muchos textos habían sido eliminados del canon bíblico utilizado por la Iglesia católica en el siglo iv, incluido este evangelio (el Evangelio de Tomás).

Primera parte: Protección

1. «Craig D. Lounsbrough Quotes», en Goodreads.com, consultado el 12 de agosto de 2019.

Código de sabiduría núm. 1: El salmo 91

1. De las diversas traducciones del salmo 91, he elegido la traducción al inglés que es más ampliamente aceptada por los lectores no académicos y más accesible para estos, la versión King James (la Biblia del rey Jacobo). [De la cual no existe versión en español; hemos traducido directamente las palabras reproducidas por el autor (N. del T.)]. En 1604, el rey Jaime I de Inglaterra encargó una nueva traducción de la Biblia. Desde su publicación en 1611, esta ha sido la versión de referencia para muchos grupos protestantes de habla inglesa.

2. *Holy Bible: From the Ancient Eastern Text, George M. Lamsa's Translation from the Aramaic of the Peshitta* [Santa Biblia: a partir del antiguo texto oriental, traducción de George M. Lamsa de la Peshitta desde el arameo], traducido al inglés por George M. Lamsa (Filadelfia, EUA: A. J. Holman Company, 1933). [Aquí, traducimos del inglés (N. del T.)]. La palabra *peshitta* significa 'común' en el idioma siríaco, y es el nombre que se le da a una traducción de la Biblia cristiana de alrededor del siglo iii.

Código de sabiduría núm. 2: La oración budista de toma de refugio

1. Lobsang Wangdu, «How to Say the Refuge Prayer in Tibetan», YoWangdu.com, consultado el 19 de agosto de 2019, https://www.yowangdu.com/tibetan-buddhism/refuge-prayer.html. La oración de toma de refugio tibetana (*kyamdro*) es una oración budista tradicional. Si bien el tema de todas las traducciones que he leído es el mismo, los matices de las interpretaciones se reflejan en las diversas traducciones. Por razones de claridad y precisión, para el segundo código de sabiduría he elegido una traducción de Lobsang Wangdu, un hombre tibetano que vive en Estados Unidos. Fue monje budista y tiene un máster en *madhyamika* [una antigua escuela de filosofía budista] por parte del Instituto de Dialéctica Budista de

Dharamsala (India). La publicación del blog de Wangdu sobre el *kyamdro* incluye un vídeo en que él pronuncia la oración de toma de refugio en tibetano.

Código de sabiduría núm. 3: El padrenuestro

1. *Holy Bible: From the Ancient Eastern Text, George M. Lamsa's Translation from the Aramaic of the Peshitta* [Santa Biblia: a partir del antiguo texto oriental, traducción de George M. Lamsa de la Peshitta desde el arameo], traducido al inglés por George M. Lamsa (Filadelfia, EUA: A. J. Holman Company, 1933). Como ocurre con muchos de los códigos de sabiduría, las palabras del padrenuestro cuentan con numerosas traducciones, que reflejan las diversas interpretaciones que se han hecho de este texto. La versión Peshitta de la Biblia es el nombre que se le da a una traducción de la Biblia cristiana desde el idioma original siríaco (un dialecto del arameo) utilizada alrededor del siglo III. He elegido la traducción de George M. Lamsa del padrenuestro de la versión Peshitta porque era un hablante nativo del arameo. Esta traducción parece estar más cerca del idioma original que Jesús habría usado para dar a conocer la oración en su día.

2. Burton L. Mack (1994). *El Evangelio perdido. El documento Q.* Barcelona, España: Martínez Roca.

3. Stephen Andrew Missick (18 de marzo de 2011). «The Lord's Prayer in the Original Aramaic», en *Aramaic Herald*, http://aramaicherald.blogspot.com/2011/03/lords-prayer-in-original-aramaic-by.html. Esta cita procede de una parte de su blog en la que resume sus puntos de vista e investigaciones contenidos en su libro *The Language of Jesus: Introducing Aramaic* (Amazon Digital Services, LLC, 2010).

4. La Revised Standard Version (RSV) (versión estándar revisada) de la Biblia se publicó en 1952 y no incluye la doxología bizantina, por las razones que se exponen en el código de sabiduría núm. 3. Los textos de base principales de la RSV son tanto los de la versión King James como los de la American Standard Version (versión estándar estadounidense). El propósito de la RSV fue hacer que la Biblia le resultase más fácil de leer a la gente contemporánea prescindiendo de palabras que ya no usan habitualmente las personas de habla inglesa, a la vez que se respetaban la intención y la temática originales del texto.

5. La doxología no está presente en el Evangelio de Lucas ni en la Revised Standard Version (versión estándar revisada) del padrenuestro (Mateo, 6: 9-13). Aparece por primera vez en el texto de la Didaché (en el siglo I aproximadamente) como parte de lo que se considera que son los escritos cristianos de segunda generación.

6. Neil Douglas-Klotz, traductor al inglés (1994). *Prayers of the Cosmos: Meditations on the Aramaic Words of Jesus* (San Francisco, EUA: Harper San Francisco). Si bien hay muchas traducciones posibles y capas de significado asociadas con el idioma arameo, he preferido esta traducción en particular, que me ha inspirado confianza desde que se publicó en 1990. La incluyo aquí como referencia para el padrenuestro y para otras obras significativas, como la traducción aramea de las bienaventuranzas. [Existe una versión en español de esta obra, *Plegarias del cosmos*, publicada por Grijalbo como libro electrónico en 1999. Aquí, traducimos directamente del inglés las frases que expone Gregg Braden (N. del T.)].

Código de sabiduría núm. 4: El mantra *gayatri*

1. Swami Vivekananda (2006). *The Complete Works of the Swami Vivekananda*, vol. 1 (Advaita Ashram). Este primer volumen de un conjunto de nueve volúmenes constituye una celebración del 150.° aniversario del nacimiento de *swami* Vivekananda, en 1863, y ofrece una exploración profunda de los mantras hindúes tradicionales, incluido el *gayatri*.

2. Shri Gyan Rajhans (12 de junio de 2019). «The Gayatri Mantra». Learn Religions, https://www.learnreligions.com/the-gayatri-mantra-1770541.

3. La antigüedad de los Vedas es incierta. Los eruditos en general estiman que el Rig Veda, el más antiguo de los Vedas, fue escrito entre los años 1100 y 1700 a. C. Sin embargo, algunos estudiosos creen que los textos pueden tener su origen en el año 5000 a. C. aproximadamente. Como ocurre con muchos textos tan antiguos, existen múltiples traducciones, basadas en una gran cantidad de interpretaciones del texto original. Aunque he elegido la traducción hermosa y precisa del erudito Kumud Ajmani (al inglés) para el cuarto código de sabiduría, hay otras disponibles, en las que algunos detalles pueden ser diferentes.

4. Kumud Ajmani (25 de enero de 2018). «Gayatri Mantra Word by Word Meaning», en *Glimpses of Divinity: The Eagle Space Blog*, https://blog.eaglespace.com/gayatri-mantra-words [atención: este

enlace puede estar infectado por un virus; N. del T.]. Este análisis del mantra *gayatri* es uno de los mejores, más concisos y precisos que he encontrado en el curso de mi investigación.

Segunda parte: Miedo
1. Pema Chödrön (1997). *When Things Fall Apart: Heart Advice for Difficult Times*. Boston, EUA: Shambhala Publications, p. 22. [En español: (2012). *Cuando todo se derrumba*. Móstoles (Madrid), España: Gaia].
2. Candace Pert (1999). *Molecules of Emotion: The Science Behind Mind-Body Medicine* (Nueva York, EUA: Simon and Schuster). Tuve el privilegio de conocer a Pert antes de su muerte en 2013. Ambos estábamos publicando y distribuyendo nuestros libros a través de Hay House, y las conferencias «I Can Do It» ('puedo hacerlo') de esa época fueron magníficas oportunidades para que los oradores se conocieran y pudieran apoyarse mutuamente. Tengo un gran respeto por su trabajo revolucionario, que documenta el hecho de que el cuerpo humano produce unas sustancias químicas (neuropéptidos) a partir de experiencias emocionales y el papel que tienen las emociones y los traumas no resueltos a la hora de mermar la capacidad del cuerpo de metabolizar estas sustancias químicas.
3. Karl Albrecht (22 de marzo de 2012). «The (Only) 5 Fears We All Share», en el blog *Psychology Today*. El miedo a la aniquilación es el primero en la lista de los cinco miedos que compartimos universalmente como seres humanos. El psicólogo Albrecht identifica y describe de manera precisa estos miedos y el papel que juegan en nuestra vida.

Código de sabiduría núm. 5: El Katha upanisad
1. Swami Mukundananda. «Bhagavad Gita: Chapter 2, Verse 20», en *Bhagavad Gita: The Song of God*, consultado el 9 de agosto de 2019, https://www.holy-bhagavad-gita.org/chapter/2/verse/20. Si bien las palabras del quinto código de sabiduría se hallan en el upanisad tal como se expone en el texto, también se encuentra una versión casi idéntica de ellas en el Bhagavad-gita, capítulo 2, versículo 20: «El alma no nace, ni muere jamás; ni, una vez que existe, deja de existir en ningún momento. El alma no tiene nacimiento; es eterna, inmortal y no tiene edad. No resulta destruida cuando se destruye el cuerpo».

Código de sabiduría núm. 6: Los textos de la pirámide de Unas

1. R. O. Faulkner (2007). *The Ancient Egyptian Pyramid Texts* (Stilwell [Kansas], EUA: Digireads.com), p. 42. Esta traducción de 1969 es mi fuente principal para este capítulo. Entre las muchas y variadas traducciones que hay actualmente disponibles de los textos de las pirámides (al inglés), he encontrado que la del egiptólogo británico Faulkner es la más precisa y coherente con las traducciones que me dieron los guías egipcios que me condujeron por primera vez a las cámaras que se encuentran bajo la pirámide de Unas, en 1986. Faulkner contribuyó a la traducción de los textos de las pirámides que está disponible en Internet acompañando a las imágenes de los jeroglíficos, cámara por cámara, en https://www.pyramidtextsonline.com/translation.html.

Código de sabiduría núm. 7: El Bhagavad-gita

1. Swami Mukundananda, traductor (al inglés) y autor de los comentarios (2017). *Bhagavad Gita: The Song of God* (Dallas, EUA: Jagadguru Kripaluji Yog). Esta es mi fuente principal para este capítulo.
2. Mukundananda, *Bhagavad Gita*, capítulo 2, versículo 20, consultado el 9 de agosto de 2019, https://www.holy-bhagavad-gita.org/chapter/2/verse/20.
3. Mukundananda. *Bhagavad Gita*, capítulo 2, versículo 17, consultado el 9 de agosto de 2019, https://www.holy-bhagavad-gita.org/chapter/2/verse/17.
4. Mukundananda, *Bhagavad Gita*, capítulo 2, versículo 23, https://www.holy-bhagavad-gita.org/chapter/2/verse/23.
5. Mukundananda, *Bhagavad Gita*, capítulo 2, versículo 24, https://www.holy-bhagavad-gita.org/chapter/2/verse/24.

Código de sabiduría núm. 8: El evangelio de la paz

1. Edmond Bordeaux Szekely (1981). *The Essene Gospel of Peace: Book One* (Baja California, EUA: International Biogenic Society). En su juventud, Szekely fue enviado a estudiar al Vaticano. Alrededor del año 1923 pudo acceder a la biblioteca privada del Vaticano, donde descubrió el evangelio arameo de las enseñanzas de Jesús. Si bien no se le permitió sacar los documentos de la biblioteca, sí se le autorizó transcribirlos. El *Book One* ['libro uno'] es el primero de los cuatro libros que resultaron de las traducciones de Szekely. [Traducimos directamente del inglés, pero los diversos libros están publicados también en español por Editorial Sirio con estos títulos: *El evangelio*

de los esenios; El evangelio de los esenios, libro II; El evangelio de los esenios, libros III y IV; N. del T.].

2.   Szekely, pp. 56-57.

3.   Szekely, p. 58.

Tercera parte: Pérdida

1.   «Norman Cousins Quotes», en BrainyQuote.com, BrainyMedia Inc., consultado el 12 de agosto de 2019, https://www.brainyquote.com/quotes/norman_cousins_121747.

2.   Aristóteles, *Physics, Book IV*, capítulos 6-9 (alrededor del año 350 a. C.).

3.   Gregg Braden (2006). *Secrets of the Lost Mode of Prayer: The Hidden Power of Beauty, Blessing, Wisdom and Hurt.* Carlsbad [California], EUA: Hay House, pp. 173-177. [Este libro también está publicado en español, año 2013, con el título *Secretos de un modo de orar olvidado: el poder oculto de la belleza, la bendición, la sabiduría y el dolor* (Málaga, España: Sirio)].

Código de sabiduría núm. 9: Otagaki Rengetsu

1.   Otagaki Rengetsu, traducción al inglés por John Stevens (2014). *Rengetsu: Life and Poetry of Lotus Moon* (Brattleboro [Vermont], EUA: Echo Point Books and Media), p. 32. El principio budista de la impermanencia que constituye la base del noveno código de sabiduría se describe poéticamente en la obra de Otagaki Rengetsu, monja budista del siglo XIX. Este libro es la fuente en la que me baso en todo lo relativo a su trabajo.

2.   Para un examen detallado de las tres marcas de la existencia, recomiendo el trabajo del monje budista vietnamita Thich Nhat Hahn, especialmente su libro de 1999 *The Heart of the Buddha's Teaching: Transforming Suffering into Peace, Joy, and Liberation* (Nueva York, EUA: Harmony), p. 141. [Este libro también está publicado en español, con el título *El corazón de las enseñanzas de Buda: el arte de transformar el sufrimiento en paz, alegría y liberación* (España: Zenith, 2018)]. Las enseñanzas budistas contienen capas de significado cada vez más profundo y sutil.

Código de sabiduría núm. 10: Buda

1.   Gregg Braden (2007). *The Divine Matrix: Bridging Time, Space, Miracles, and Belief* (Carlsbad [California], EUA: Hay House), pp. 187-189. [Este libro también está publicado en español, con

el título *La matriz divina: un puente entre el tiempo, el espacio, las creencias y los milagros* (Málaga, España: Sirio, 2012)]. Para un examen de cómo este principio se suele manifestar en nuestra vida, lee la tercera parte.

2. Como hice en el código de sabiduría núm. 9, te remito al trabajo del monje budista vietnamita Thich Nhat Hahn (1999), *The Heart of the Buddha's Teaching: Transforming Suffering into Peace, Joy, and Liberation* (Nueva York, EUA: Harmony Books). [Este libro también está publicado en español, con el título *El corazón de las enseñanzas de Buda: el arte de transformar el sufrimiento en paz, alegría y liberación* (España: Zenith, 2018)].

Código de sabiduría núm. 11: El mantra *pavamana*

1. Swami Prabhavananda y Fredrick Manchester (1975). *The Upanishads: Breath of the Eternal*, 2.ª ed. (Hollywood [California], EUA: Vedanta Press), p. 80. El mantra *pavamana* fue escrito hace unos dos mil setecientos años como parte del Brihadaranyaka upanisad. El Brihadaranyaka es uno de los principales upanisads del hinduismo y está específicamente dedicado a la exploración y la metafísica del alma humana (*atman*). Si bien el texto sánscrito se ha mantenido estable, hay muchas y variadas traducciones al inglés disponibles. Para los propósitos de este libro, he elegido esta traducción del mantra *pavamana*. [En español, traducimos directamente del inglés].

2. John Campbell, citado en Shira Atkins (21 de agosto de 2015), «A Beginner's Guide to Essential Sanskrit Mantras», Sonima, https://www.sonima.com/yoga/sanskrit-mantras.

3. Para comentarios adicionales sobre el significado de las palabras, consulta https://en.wikipedia.org/wiki/Pavamana_Mantra.

Cuarta parte: Fuerza

1. «Katherine Dunham Quotes», en Goodreads.com, consultado el 11 de agosto de 2019, https://www.goodreads.com/quotes/592751-go-within-every-day-and-find-the-inner-strength-so.

2. George Gurdjieff escribió una serie de libros que relatan su misterioso viaje en pos de las enseñanzas ocultas que se convirtieron en el foco central de su vida. Publicó la edición francesa de su libro *Encuentros con hombres notables* en 1960. Fue traducido al inglés en 1963 [y publicado en español en 2008 por Editorial Sirio] y estrenado como la película *Meetings with Remarkable Men*, escrita y

dirigida por Peter Brook, en 1979. Gurdjieff dijo que este libro era el primero de su «segunda serie» de escritos.

3. Alfredo Metere (18 de julio de 2018). «Does Free Will Exist in the Universe? (That Would Be a No)». *Cosmos*, https://cosmosmagazine.com/physics/does-free-will-exist-in-the-universe-that-would-be-a-no. Si bien el debate sobre la elección y el libre albedrío suele estar relegado a los textos filosóficos, también apunta directamente a la esencia de por qué la cuarta parte de este libro es tan significativa. Esta hermosa exploración de este concepto tan importante, escrita con sentido de la responsabilidad y en un lenguaje accesible, fue escrita por un científico investigador veterano del International Computer Science Institute.

Código de sabiduría núm. 12: La oración de la belleza

1. Shonto Begay (invierno de 1997). «Shonto Begay», *Indian Artist, 3* (1), 52. La versión informal de la oración de la belleza que he elegido incluir al principio del capítulo la vi expresada por el artista nativo Shonto Begay en una revista de arte con sede en Nuevo México, *Indian Artist*. Aunque parece que esta revista dejó de publicarse, incluyo la referencia aquí para mayor claridad.

2. Para una visión en detalle de cómo se llevan a cabo las ceremonias navajas, lee acerca del complejo ceremonial de la canción navaja en https://en.wikipedia.org/wiki/Navajo_song_ceremonial_complex.

3. Mark Sublette (10 de marzo de 2013). Shonto Begay, Native American Painter. *Canyon Road Arts: The Complete Visitors Guide to Arts, Dining and the Santa Fe Lifestyle*.

4. La traducción completa al inglés de la oración de la belleza fue elaborada por Robert S. Drake para Tom Holm, Ph.D., University of Arizona American Indian Graduate Studies Program, Native American Religions and Spirituality. [En este libro, la oración en español ha sido traducida de la traducción inglesa]. Lee en línea y escucha una grabación de Wayne Wilson leyendo la oración en el idioma navajo original: «Walk in Beauty: Prayer from the Navajo People», Talking Feather: Lesson Plans about Native American Indians: https://talking-feather.com/home/walk-in-beauty-prayer-from-navajo-blessing (consultado el 19 de agosto de 2019).

Código de sabiduría núm. 13: Mantra védico

1. Para escribir este capítulo, me he basado principalmente en tres artículos: Michael Ireland (mayo de 2012). «Meditation and Psychological Health and Functioning: A Descriptive and Critical Review», *Scientific Review of Mental Health Practice*, 9 (1), 4-19. En este artículo se realiza una evaluación científica de varias prácticas de meditación y se exponen sus beneficios. Jai Paul Dudeja (junio de 2017). «Scientific Analysis of Mantra-Based Meditation and Its Beneficial Effects: An Overview», *International Journal of Advanced Scientific Technologies in Engineering and Management Sciences*, 3 (6), 21-26. La ciencia moderna se está tomando en serio la antigua ciencia de los mantras, ya que tanto los aspectos físicos como los fisiológicos están bien documentados en la actualidad. En este artículo se describe uno de estos estudios. Ramesh (24 de junio de 2018). «Om Namah Shivaya —Meaning and Its Significance», en Vedicfeed, https://vedicfeed.com/om-namah-shivaya-meaning. El mantra védico Om Namah Shivaya es un mantra antiguo y un canto tradicional. El autor desglosa las sílabas del mantra y muestra cómo se combinan con los elementos de la naturaleza y los siete chakras.

2. MartinSchmidtInAsia (12 de septiembre de 2018). «Enchanted Chanting: Experience Peace and Purity in the High School Classroom», en el blog *Social Conscience and Inner Awakening*, https://martinschmidtinasia.wordpress.com/2018/09/12/enchanted-chanting-experiencing-peace-and-purity-in-the-high-school-classroom/.

3. Swami Mukundananda. *Bhagavad Gita: The Song of God*, capítulo 11, versículos 31-33, https://www.holy-bhagavad-gita.org/chapter/11/verse/32.

Código de sabiduría núm. 14: El salmo 23

1. Como referencia bíblica del salmo 23, en este capítulo he elegido la New International Version (NIV) por las razones que expongo en el texto. [Como esta versión de la Biblia también existe en español, como la Nueva Versión Internacional (NVI), reproducimos el salmo de dicha fuente; N. del T.]. Si quieres comparar la versión del salmo 23 de la NIV con la de la English Standard Version (ESV), puedes hacerlo en www.biblegateway.com/passage/?-search=Psalm +23&version=ESV;Niv.

2. Stan Rummel. «The Hammurabi Stele: Partially Retold in English», página web de K. C. Hanson, consultada el 27 de agosto de 2019, http://www.kchanson.com/ANCDOCS/meso/hammurabi.html. Esta traducción [al inglés y de ahí al español] es una versión muy fácil de leer del texto de la antigua estela de Hammurabi, un monumento de piedra que contiene grabadas 282 leyes que impuso el rey de Babilonia en el año 1754 a. C.

Quinta parte: Amor

1. Kate McGahan (2018). *Only Gone from Your Sight: Jack McAfghan's Little Guide to Pet Loss and Grief* (Kate McGahan).
2. Goodreads.com, consultado el 13 de agosto de 2019, https://www.goodreads.com/quotes/1268078-your-task-is-not-to-seek-for-love-but-merely.
3. Helmut Koester y Thomas O. Lambdin (1990). «The Gospel of Thomas (II, 2)», en *The Nag Hammadi Library*, edición revisada, James M. Robinson, ed. Nueva York, EUA: HarperCollins, p. 132.
4. Koester y Lambdin, «The Gospel of Thomas (II, 2)», p. 134.
5. «Ernest Holmes Quotes», AZ Quotes (consultado el 13 de agosto de 2019), https://www.azquotes.com/author/6840-Ernest_Holmes.
6. Andrea Brandt, Ph.D., M.F.T. (2 de septiembre de 2014). «How Do You Forgive Even When It Feels Impossible?», 1.ª parte, *Psychology Today*.
7. Brandt, «How Do You Forgive Even When It Feels Impossible?», 1.ª parte.

Código de sabiduría núm. 15: El Evangelio de Tomás

1. Koester y Lambdin, «The Gospel of Thomas (II, 2)», p. 134.
2. Ofer Aderet (4 de julio de 2019). «Holocaust Survivor Known for Forgiving Nazis Dies at 85 on Trip to Auschwitz». *Haaretz*.

Sexta parte: Los códigos de poder

1. Yehuda Berg. (27 de noviembre de 2011). «The Power of Words», *HuffPost*, https://www.huffpost.com/entry/the-power-of-words_b_716183.

Código de poder núm. 1: Quiero

1. Michael Wise; Martin Abegg, Jr., y Edward Cook, traductores y autores de los comentarios (1996). «The Songs of the Sabbath Sacrifice», en *The Dead Sea Scrolls: A New Translation*. Nueva York, EUA: HarperSanFrancisco, p. 365.

2. Alice Calaprice, ed. (2000). *The Expanded Quotable Einstein*. Princeton (Nueva Jersey), EUA: Princeton University Press, p. 220. [En español: (2014). *Albert Einstein. El libro definitivo de citas*. Barcelona, España: Plataforma Editorial].

3. F. David Peat (1987). *Synchronicity: The Bridge Between Matter and Mind*. Nueva York, EUA: Bantam Books, p. 4. [En español: (1989). *Sincronicidad: puente entre mente y materia*, 5.ª ed. Barcelona, España: Kairós].

4. Richard B. Clarke. (2011). *Hsin-Hsin Ming: Seng-ts'an, Third Zen Patriarch* (Búfalo [Nueva York], EUA: White Pine Press), p. 11. La autoría del *Hsin-Hsin Ming* se atribuye a Chien Chih Seng-ts'an, tercer patriarca zen, en el siglo VI.

5. Versión King James de la Biblia; Mateo, 8: 2-3.

Código de poder núm. 2: Yo soy

1. En inglés, se suelen traducir como *I Am that I am* (versión King James de la Biblia, Éxodo, 3: 14). Estas son las palabras que Dios le dijo a Moisés en respuesta a la pregunta de cuál era su identidad.

2. Éxodo, 3: 15. [Traducimos directamente desde la versión King James de la Biblia].

3. Braden, *The Divine Matrix*, pp. 161-164. [En español, *La matriz divina*]. Para una exploración más detallada de la relación que mantenemos con el campo de energía, científicamente reconocido, que conecta todas las cosas, te remito a mi trabajo anterior.

4. Koester y Lambdin, «The Gospel of Thomas (II, 2)», p. 137.

Séptima parte: Las parábolas

1. Roger C. Schank (1995). *Tell Me a Story: Narrative and Intelligence*. Evanston (Illinois), EUA: Northwestern University Press.

2. Scott Turow (2011). *Ordinary Heroes*. Nueva York, EUA: Grand Central Publishing, p. 6. [En español: (2006). *Héroes corrientes*. Barcelona, España: Literatura Random House].

3. En 1994, unos exploradores descubrieron una cueva que había sido tapada en el sur de Francia, cuyas paredes contenían 425 imágenes que representaban 14 especies de animales. La datación por carbono indica que estas imágenes tienen al menos 32.000 años de antigüedad, lo que las convierte en las imágenes rupestres documentadas más antiguas hasta la fecha. El director Werner Herzog exploró este lugar, la cueva de Chauvet, en su magnífico documental *La*

cueva de los sueños olvidados (https://en.wikipedia.org/wiki/Cave_of_Forgotten_Dreams).
4.   Schank, *Tell Me a Story*.
5.   Jonathan Gottschall (2012). *The Storytelling Animal: How Stories Make Us Human*. Nueva York, EUA: Mariner Books, p. 67.
6.   Koester y Lambdin, «The Gospel of Thomas (II, 2)», p. 126.

Parábola núm. 1: La mujer y el cántaro

1.   Koester y Lambdin, «The Gospel of Thomas (II, 2)», p. 126.
2.   Koester y Lambdin, «The Gospel of Thomas (II, 2)», p. 137.

Parábola núm. 2: La flecha envenenada

1.   Thich Nhat Hanh (1994). *Zen Keys: A Guide to Zen Practice*. Nueva York, EUA: Harmony, p. 42. [En español: (2014). *Las claves del zen: guía para la práctica del zen*. Móstoles (Madrid), España: Gaia].

RECURSOS

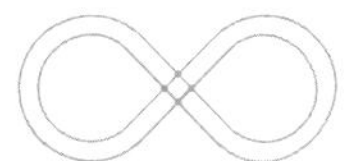

Cómo utilizar los códigos de sabiduría

Para conocer los nuevos descubrimientos sobre el corazón humano y obtener instrucciones detalladas con el fin de conseguir la coherencia entre el corazón y el cerebro, consulta los dos primeros capítulos de mi libro *Resiliencia desde el corazón* (Editorial Sirio, 2017).

Para acceder a las investigaciones, los seminarios web y la tecnología que favorecen la coherencia personal y global, consulta el sitio web oficial de HeartMath: www.heartmath.org.

Código de sabiduría núm. 2

Lobsang Wangdu estuvo más de veinte años formándose en la filosofía budista como monje y tiene un máster en *madyamika* por parte del Instituto de Dialéctica Budista de Dharamsala (India). Como audio tutorial sobre la forma de pronunciar la oración tibetana de toma de refugio, recomiendo el vídeo que está alojado en su sitio web: https://www.yowangdu.com/tibetan-buddhism/refuge-prayer.html.

El gran yogui Atiśa Dīpamkara Śrījñāna organizó y desglosó las 84.000 enseñanzas de Buda en un único texto de referencia. Geshe Sonam Rinchen (1 de enero de 1997), *Atisha's Lamp for the Path to Enlight enment*, traducido al inglés por Ruth Sonam (Snowlion Publications).

Código de sabiduría núm. 3

Si quieres recitar el padrenuestro utilizando las palabras arameas originales y con la pronunciación aramea original, consulta este tutorial: https://abwoon.org/library/learn-aramaic-prayer/.

SOBRE EL AUTOR

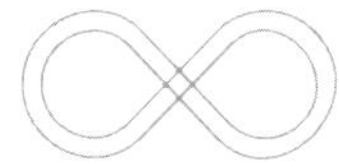

GREGG BRADEN, escritor, científico y conferenciante, ha aparecido cinco veces en la lista de los más vendidos de *The New York Times.* Es reconocido internacionalmente por ser pionero en unir la ciencia moderna, la sabiduría antigua y el potencial humano. Entre 1979 y 1990, Gregg trabajó como solucionador de problemas en tiempos de crisis para compañías de la lista Fortune 500, como Cisco Systems (fue el primer gerente de operaciones técnicas que tuvo esa empresa), Phillips Petroleum (donde fue geólogo informático durante el primer embargo de petróleo de 1979-1980) y Martin Marietta Defense Systems durante la Guerra Fría (donde fue un enlace para el Comando Espacial de Estados Unidos/Iniciativa de Defensa Star Wars). Actualmente, sigue implicado en la resolución de problemas; fusiona la ciencia moderna y la sabiduría de nuestro pasado para presentar soluciones prácticas a los retos que afronta la humanidad. Sus investigaciones han dado lugar a doce libros galardonados, publicados en más de cuarenta idiomas.

Gregg es miembro de organizaciones visionarias y grupos de expertos, como la American Association for the Advance ment of Science ('asociación estadounidense para el avance de la ciencia'), el Steering Committee for the Global Coherence Initiative ('comité directivo de la Iniciativa de Coherencia Global') y la Evolutionary Leadership Organization ('organización de liderazgo evolutivo'). Ha presentado sus descubrimientos en más de treinta países de seis continentes, ha participado en dieciséis documentales y ha sido invitado a hablar ante las Naciones Unidas, compañías de la lista Fortune 500 y el Ejército de Estados Unidos. En 2019, la revista británica *Watkins Mind Body Spirit* incluyó a Gregg entre las cien principales «personas vivas más influyentes del mundo desde el punto de vista espiritual» por sexto año consecutivo. Ha recibido numerosos premios, incluido el Conscious Visionary Award ('premio visionario consciente'), edición de 2019, del Illuminate Film Festival, y el New Thought Walden Award ('premio Walden al nuevo pensamiento') de 2019; además, está nominado al prestigioso Premio Templeton, edición de 2020 (la finalidad de este premio es mostrar reconocimiento a «personas sobresalientes que han dedicado sus talentos a expandir nuestra visión del propósito humano y de la realidad última»).